Rahul Bhattacharjee

Considerações protéticas em implantodontia

Rahul Bhattacharjee

Considerações protéticas em implantodontia

ScienciaScripts

Imprint

Any brand names and product names mentioned in this book are subject to trademark, brand or patent protection and are trademarks or registered trademarks of their respective holders. The use of brand names, product names, common names, trade names, product descriptions etc. even without a particular marking in this work is in no way to be construed to mean that such names may be regarded as unrestricted in respect of trademark and brand protection legislation and could thus be used by anyone.

Cover image: www.ingimage.com

This book is a translation from the original published under ISBN 978-620-7-99661-2.

Publisher:
Sciencia Scripts
is a trademark of
Dodo Books Indian Ocean Ltd. and OmniScriptum S.R.L publishing group

120 High Road, East Finchley, London, N2 9ED, United Kingdom
Str. Armeneasca 28/1, office 1, Chisinau MD-2012, Republic of Moldova, Europe
Printed at: see last page
ISBN: 978-620-7-98985-0

Índice

<u>INTRODUÇÃO</u>

A implantologia dentária é frequentemente o tratamento de eleição para substituir dentes em falta, tanto em pacientes parcial como completamente desdentados.[1,2] Desde a introdução dos implantes dentários, a necessidade de uma colocação adequada do implante foi sempre essencial. Os problemas de restauração com uma colocação de implantes menos desejável podem ser um desafio. Assim, com o advento de técnicas cirúrgicas melhoradas, biomateriais de enxerto novos e melhorados, múltiplas opções de implantes dentários e um maior conhecimento sobre a cicatrização de ossos e feridas, a medicina dentária pode oferecer ao paciente um resultado final de aspeto natural. Os pacientes esperam um nível de excelência estética e funcional que era a exceção há 10 ou 15 anos. Este novo padrão para os implantes dentários requer uma colocação precisa de cada implante para que um dentista restaurador possa satisfazer as exigências estéticas de um paciente. Embora muitos dentistas reconheçam prontamente a necessidade de uma colocação precisa dos implantes, também existe pouca informação publicada sobre as guias cirúrgicas que ajudam o cirurgião a conseguir uma colocação precisa. [3,4,5,6]

A restauração de maxilares edêntulos e parcialmente dentados utilizando uma variedade de próteses implanto-suportadas tornou-se um procedimento clínico relativamente comum nos últimos anos. Os implantes são normalmente feitos de titânio e são descritos como:

a) **<u>Endósteo</u>** - colocado no osso. São fabricados numa variedade de formas - parafuso, face lisa ou em forma de placa, e substituem essencialmente as raízes de um ou mais dentes

b) **<u>Subperiosteal</u>** - colocada no osso, sob o periósteo e fixada com parafusos.

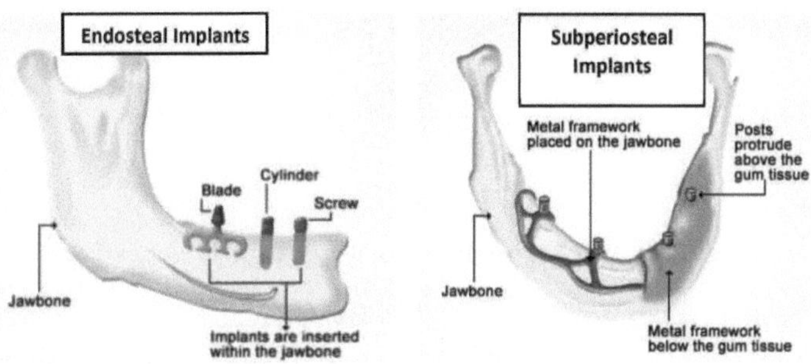

Os implantes dentários endósseos são os mais utilizados. A investigação clínica de Branemark sobre o conceito de osseointegração, que definiu como uma ligação direta entre o osso vivo e um implante endósseo portador de carga ao nível do microscópio de luz.

Existem muitos sistemas diferentes de implantes endósteos disponíveis. O sistema Branemark é provavelmente o mais conhecido e foi investigado durante o período mais longo, demonstrando taxas de sucesso aceitáveis ao longo de 15 anos. No entanto, qualquer que seja o sistema utilizado, a radiologia desempenha um papel essencial no planeamento do tratamento pré-operatório, no acompanhamento pós-operatório e na avaliação do sucesso.

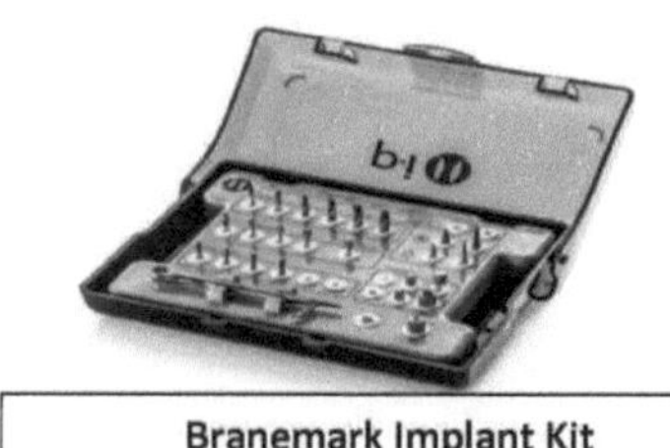

O sistema Branemark envolve normalmente um procedimento cirúrgico de duas fases ou de uma fase (não submerso) seguido da fase de restauração. Inicialmente, na técnica de duas fases, o dispositivo de fixação é colocado no osso vital, assegurando um ajuste de precisão. O parafuso de cobertura é aparafusado na parte superior da estrutura para evitar o crescimento de tecidos moles e duros na área interna da rosca. O acessório é então deixado enterrado sob a mucosa durante 3-6 meses. (É importante, durante este período inicial de cicatrização, evitar carregar o acessório, embora estejam a ser utilizados protocolos de carga precoce em determinadas circunstâncias clínicas). O acessório é então descoberto cirurgicamente, o parafuso de cobertura é removido e o pilar (o componente transmucoso) é ligado ao acessório através do parafuso do pilar. Um dispositivo hexagonal anti-rotação é incorporado na parte superior do dispositivo. O cilindro de ouro, parte integrante da prótese restauradora final, é finalmente ligado ao pilar através do parafuso de ouro. Está disponível uma variedade de diferentes pilares e elementos de restauração de ligação, tais como os sistemas EsthtiCone* e CeraOne", para diferentes situações clínicas.

<u>**Principais indicações**</u>

Substituição de dentes em falta em pacientes com:

Dentições saudáveis que sofreram perda de dentes devido a traumatismos

Selins de extremidade livre

Falta de dentes de desenvolvimento

Os dentes restantes não são adequados como pilares de pontes

Reabsorção severa do rebordo que dificulta o uso de dentaduras

Fendas palatinas com reflexo de vómito grave e dentes remanescentes insuficientes para suportar uma prótese/obturador

Reconstrução após cirurgia radical ablativa do maxilar

O desejo de evitar o uso de uma prótese amovível.

<u>**Considerações sobre o planeamento do tratamento**</u>

<u>**Exame clínico**</u>

É essencial um exame clínico minucioso, utilizando modelos de estudo, e uma avaliação global do doente, uma vez que uma boa seleção de casos é imperativa para o sucesso a longo prazo dos implantes. É frequentemente adoptada uma abordagem multidisciplinar que envolve cirurgiões, protésicos e técnicos de prótese dentária, devido aos muitos factores importantes que têm de ser tidos em conta, incluindo:

- A idade, o estado geral de saúde e a motivação do doente

- O estado e a posição dos restantes dentes (se existirem), incluindo a sua oclusão

- O estado dos tecidos periodontais e o nível de higiene oral

- O estado - qualidade e quantidade - do osso alveolar mandibular ou maxilar desdentado

- O estado dos tecidos moles orais.

Exame radiográfico

É obviamente necessária uma avaliação radiológica exaustiva da mandíbula e/ou maxila subjacentes.

As principais investigações incluem:

Tomografias panorâmicas dentárias ocasionalmente complementadas com periapicais.

Programas de tomografia linear de secção transversal disponíveis com máquinas DPT modernas.

Tomografia multidirecional (por exemplo, espiral) de secção transversal utilizando, por exemplo, o Scanora®

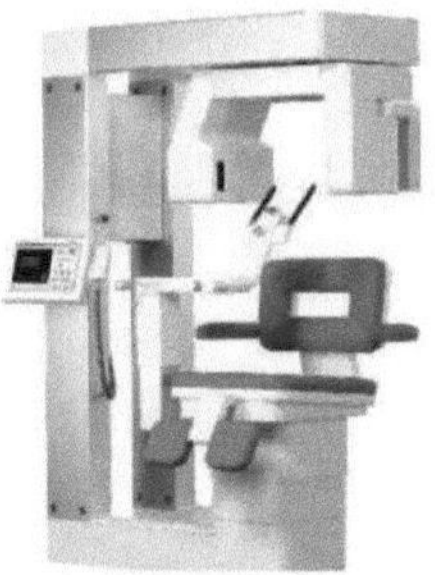

A TC envolve normalmente cerca de 30 exames axiais por maxilar, cada um com 1,5 mm de espessura. Esta informação pode depois ser manipulada por computador para produzir imagens reformatadas de cortes transversais, panorâmicas e reconstruídas tridimensionalmente. A RM tem a vantagem de não utilizar radiação ionizante e de produzir secções em qualquer plano desejado sem necessidade de reformatação.

<u>Estes vários exames radiográficos são utilizados para mostrar :</u>

a. A posição e o tamanho das estruturas anatómicas normais relevantes, incluindo o :

- canais dentários inferiores - forames mentais - forames e canais incisivos ou nasopalatinos - assoalho nasal

b. A forma e o tamanho do antra, incluindo a posição do pavimento antral e a sua relação com os dentes adjacentes

c. A presença de qualquer doença subjacente

d. A presença de quaisquer raízes retidas ou dentes enterrados

e. A quantidade de crista alveolar/osso basal, permitindo medições diretas da altura, largura e forma

f A qualidade (densidade) do osso, observando: - a quantidade de osso cortical presente - a densidade do osso esponjoso - o tamanho dos espaços trabeculares.

As imagens em corte transversal (tomografias multidireccionais ou TC) são essenciais para fornecer informações sobre a largura e a qualidade do osso alveolar. Os dois exames complementam-se mutuamente. A TC é recomendada como a modalidade de imagem de eleição quando são necessárias informações relativas a todo o maxilar ou maxilares, enquanto a tomografia multidirecional é recomendada para investigar pequenos segmentos de um maxilar.

Durante o exame radiográfico, o doente usa frequentemente uma espécie de stent de plástico que contém marcadores radiopacos sobre os locais propostos para os implantes ou que delineia a forma da coroa pretendida (feita por medida ou através da modificação de próteses existentes), para ajudar na localização exacta das imagens em corte transversal. Os marcadores de gadolínio são utilizados com a ressonância magnética.

A dose de radiação da TC é bastante elevada em comparação com a radiografia convencional e a investigação é normalmente mais cara. No entanto, a informação recolhida pode ser manipulada e reformatada. Para além disso, as imagens reconstruídas são normalmente em tamanho real e a TC pode fornecer valores de densidade radiográfica para o osso cortical e esponjoso. Pode ser utilizado software informático especializado, como o SIM/Plant (Columbia Scientific Inc.), com imagens de TC para permitir a inserção e visualização de implantes simulados para avaliar o tamanho e a angulação.

A ampliação em tomógrafos multidireccionais de corte transversal varia de máquina para máquina, mas para qualquer unidade específica é fixa e uniforme, por exemplo, os cortes Scanora8 são todos ampliados por um fator de 1,7.[7,8]

<u>Avaliação e acompanhamento pós-operatório</u>

A avaliação pós-operatória pode ser efectuada imediatamente após a cirurgia e, normalmente, após o período inicial de cicatrização de 4-6 meses. Deve ser efectuada uma avaliação clínica adicional do sucesso ou não do implante, incluindo uma avaliação radiográfica, numa base anual durante os primeiros anos e, posteriormente, de dois em dois anos.

As radiografias utilizadas podem ser uma combinação de :

    a. Técnica de paralelização periapical geometricamente exacta. A exatidão pode ser verificada através do exame do padrão geométrico da rosca do dispositivo de fixação

    b. Tomografias panorâmicas dentárias

    c. Radiografias digitais

    d. Tomografias transversais multidireccionais.

<u>**Critérios de sucesso**</u>

Idealmente, os implantes deveriam ser avaliados em função de critérios de sucesso normalizados e não simplesmente avaliados pela sua sobrevivência. Ao longo dos anos, têm sido propostos vários critérios de sucesso para os diferentes sistemas de implantes. Os preferidos pelo autor, e citados frequentemente na literatura, são os propostos por Albrektsson em 1986. Estes incluem:

1. Que um implante individual, não fixado, é imóvel quando testado clinicamente.

2. Que uma radiografia não demonstra qualquer evidência de radiolucência peri-implantar.

3. Que a perda óssea vertical seja inferior a 0,2 mm por ano após o primeiro ano de serviço do implante.

4. O desempenho individual do implante é caracterizado por uma ausência de sinais e sintomas como dor, infeção, neuropatias, parestesia ou violação do canal dentário inferior.

5. Que, no contexto do acima exposto, uma taxa de sucesso de 85% no final de um período de observação de 5 anos e de 80% no final de um período de 10 anos seja o critério mínimo de sucesso.

<u>**Avaliação radiográfica**</u>

<u>**As radiografias permitem a avaliação dos critérios 2 e 3, mas também são utilizadas para avaliar:**</u>

a. A posição do dispositivo de fixação no osso e a sua relação com as estruturas anatómicas próximas

b. Cicatrização e integração da fixação no osso

O nível ósseo peri-implantar e qualquer perda óssea vertical subsequente, os dispositivos de fixação roscados permitem uma medição fácil se as radiografias forem geometricamente exactas, o desenvolvimento de qualquer doença associada, por exemplo, periimplantite. O ajuste do pilar ao dispositivo de fixação. O ajuste do pilar à coroa/prótese Possível fratura do implante/prótese.

Nunca é demais sublinhar a natureza limitada da informação fornecida pelas radiografias bidimensionais convencionais sobre a largura ou espessura do osso alveolar. Uma avaliação clínica e radiográfica inadequada de possíveis locais de implante, antes da cirurgia, pode levar ao fracasso do implante e, mais grave ainda, a lesões nervosas temporárias ou permanentes e a possíveis litígios.[7]

A implantologia dentária registou um progresso rápido e notável nos últimos anos. A procura de resultados previsíveis a longo prazo levantou várias questões relativamente às técnicas seguidas na prática clínica. Uma dessas questões é a ligação entre a restauração e o implante. As restaurações aparafusadas sobre implantes têm a vantagem de serem previsíveis, mas exigem uma colocação precisa do implante para uma localização óptima do orifício de acesso ao parafuso. Um desvio desta direção óptima pode levar a uma restauração inestética se for utilizada a retenção por parafuso. É difícil obter a passividade das estruturas aparafusadas devido às discrepâncias dimensionais inerentes ao processo de fabrico. As restaurações implanto-suportadas cimentadas têm vantagens sobre as restaurações aparafusadas, tais como o encaixe passivo das peças fundidas, a redução da complexidade dos procedimentos clínicos e laboratoriais, a melhoria da estética e factores de custo reduzidos. Têm o potencial de compensar quaisquer discrepâncias dimensionais menores na adaptação das restaurações aos pilares, o que pode contribuir para a falta de passividade.[9]

Pequenas discrepâncias dimensionais podem ser compensadas através da utilização de cimento e espaço de cimentação. No entanto, uma desvantagem da cimentação de restaurações suportadas por implantes é a potencial dificuldade em recuperar a restauração. Se um pilar se soltar ou se for necessário reparar a restauração, esta pode ser destruída durante o procedimento de remoção se o cimento não puder ser facilmente quebrado. Para além disso, quando um parafuso de um pilar se solta sob uma restauração de implante multiunidades cimentada, a restauração é normalmente mantida cimentada a pilares firmemente assentes em implantes e firmemente ligados ao

pilares soltos.[9]

Os factores que são afectados pelos diferentes métodos de retenção das próteses nos implantes são: facilidade de fabrico e custo, estética, acesso, oclusão, retenção, incidência de perda de retenção, recuperabilidade, passividade do encaixe, restrição da posição do implante, efeito na saúde dos tecidos peri-implantares,

provisionalização, carga imediata, procedimentos de moldagem, fratura da
porcelana e desempenho clínico. [10]

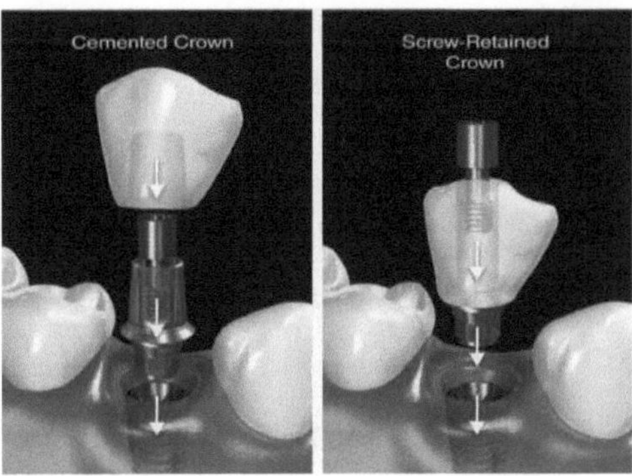

Com a elevada taxa de sucesso dos implantes em restaurações de dentes
edêntulos, parcialmente edêntulos e unitários, o conceito de terapia com implantes
é atualmente uma modalidade de tratamento altamente previsível. A medicina
dentária com implantes registou um progresso rápido e notável nos últimos anos.
Foram levantadas várias questões relativamente aos materiais, bem como aos
desenhos dos implantes e dos pilares dos implantes, de modo a alcançar taxas
máximas de sucesso clínico.[10]

PRINCÍPIOS DE CIMENTAÇÃO - PRÓTESE FIXA E IMPLANTOLOGIA

Proteção da prótese

A implantologia dentária requer uma combinação complexa de diagnóstico, planeamento do tratamento, cirurgia, prótese e manutenção, de modo a atingir taxas de sucesso máximas. Um protocolo cirúrgico previsível para a fixação rígida endosteal foi desenvolvido e relatado por Branemark e colaboradores num relatório de Adell et aL.[1] 1 No entanto, ocasionalmente, um implante pode falhar durante o processo de cicatrização inicial devido a uma cirurgia deficiente, a uma má seleção de casos ou a razões desconhecidas. O doente compreende que a medicina não é uma ciência exacta e acredita que os corpos humanos podem ter variações individuais na resposta a procedimentos semelhantes. Como resultado, está inclinado a aceitar a falha do implante.

Assim que o implante é descoberto e o doente é informado de que é aceitável, quaisquer complicações a curto prazo que levem à perda ou ao comprometimento do implante tornam-se inaceitáveis. As restaurações com contorno excessivo ou a futura perda óssea em corpos de implantes mal angulados raramente são atribuídas ao cirurgião de implantes. O tempo adicional e os custos laboratoriais das próteses inventivas necessárias para uma colocação incorrecta do implante não são apreciados pelo paciente. Os doentes podem sentir que a perda óssea ou a perda de implantes resultou do facto de os parafusos estarem demasiado apertados, de o molde não ter encaixado adequadamente, de a oclusão estar incorrecta ou de um parafuso se ter soltado de outros implantes.

A disciplina da implantologia dentária tem continuado a amadurecer sob a orientação de profissionais e investigadores que lidam com este segmento especial da medicina. As abordagens e conceitos novos ou melhorados são frequentemente utilizados em excesso ou exagerados no que respeita ao seu nicho específico no esquema geral de tratamento do doente. Muitas vezes, estes novos conceitos centram-se no aspeto cirúrgico da implantologia oral. No entanto, embora a avaliação a curto prazo dos protocolos cirúrgicos seja benéfica, devem ser feitas todas as tentativas para proteger os resultados a longo prazo que afectam o dentista restaurador e a prótese. O doente raramente pode avaliar a causa do insucesso cirúrgico do implante. No entanto, o doente pode avaliar todos os aspectos do tratamento protético. A estética, a oclusão, a função, a fala e as considerações de higiene da restauração final podem ser examinadas de perto por muitos pacientes e/ou pelos seus amigos.

O tempo necessário para remover um implante falhado e colocar um implante adicional é muitas vezes mínimo, e isto pode frequentemente ser realizado na segunda consulta cirúrgica. O tempo necessário para restaurar um doente é normalmente de cinco ou mais consultas de prótese. Um implante que falhe depois de a prótese final ter sido fabricada pode resultar em mais cinco consultas adicionais e numa taxa laboratorial adicional. O dentista restaurador não deve utilizar um dente mal posicionado para uma prótese sem que o paciente esteja ciente do compromisso de tal tratamento. O tratamento ortodôntico ou a extração são frequentemente sugeridos em vez de comprometer a prótese final. No entanto, é demasiado frequente os implantes serem considerados bem-sucedidos quando não são móveis, e não se tem em conta a colocação correta, a angulação, o tecido aderente, a profundidade do sulco e os requisitos da área de superfície. Devem ser estabelecidas condições aceitáveis ou apreciados os factores limitadores antes da reconstrução protética, para diminuir a ocorrência de complicações na restauração, manutenção ou gestão do doente. O objetivo da implantologia dentária é devolver ao doente o contorno normal, o conforto, a função, a estética, a fala e a saúde. [12]

Pilares cimentados vs pilares aparafusados

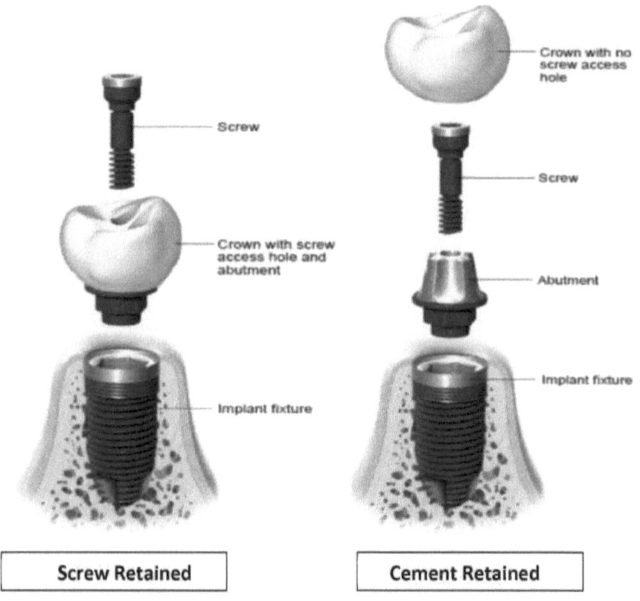

Vantagens da prótese cimentada

- Uma prótese sobre implantes cimentada oferece várias vantagens em relação a uma prótese parcial fixa aparafusada. A superestrutura é mais passiva, porque o espaço de cimento 40-|x pode mesmo estender-se até à margem da restauração, uma vez que a cárie não é um problema com os implantes. Um espaço à volta da porção de parafuso de uma restauração retida não permite uma fixação rígida e é contraindicado. Um parafuso é uma combinação de planos inclinados e cunhas e é um dos desenhos de máquina mais eficientes.

- Uma força de binário de 20 newtons/cm aplicada a um parafuso pode mover duas carruagens de comboio. Esta mesma força numa fundição não passiva tem tendência para distorcer o implante, a superestrutura, o osso ou uma combinação destes. Um implante não se move de forma previsível no interior do osso, mas as tensões retidas das peças fundidas não passivas têm de ser aliviadas por um processo de remodelação óssea. Esta é uma vantagem considerável para as próteses cimentadas, porque as peças fundidas não passivas são a principal causa de restaurações não retidas, perda de crista óssea, fratura do componente do implante e mobilidade do implante. As superestruturas metálicas são frequentemente mais espessas e maiores nas próteses sobre implantes do que nas próteses tradicionais, porque o pilar do implante tem apenas 4 mm de diâmetro.

- Consequentemente, as alterações dimensionais durante o fabrico de peças metálicas são maiores. Grandes áreas de porcelana podem também distorcer a superestrutura através da contração durante o processo de cozedura. A impressão final; a colocação do análogo do pilar; e as alterações dimensionais da cera de gesso, do metal e da porcelana tornam-se factores críticos para uma fundição passiva.

- Se uma prótese cimentada não for passiva, a fundição ou o pilar podem ser ligeiramente modificados na consulta de prova. Os carbonetos de alta velocidade com quantidades abundantes de água podem alterar o pilar, o aspeto interno da fundição, ou ambos, e podem proporcionar uma solução imediata. Uma prótese aparafusada que não seja passiva requer a separação e a soldadura da fundição ou uma nova impressão. A separação da superestrutura metálica deve estar dentro das dimensões corretas. Demasiado espaço causa retração e uma articulação fraca; demasiado pouco espaço pode causar distorção devido à expansão durante o aquecimento do metal. A indexação das peças separadas também requer mais tempo. O doente tem de regressar para outra consulta após o processo laboratorial de soldadura, que inclui uma taxa laboratorial adicional na maioria dos consultórios. Quanto maior for o número de pilares numa prótese, mais difícil é fabricar restaurações aparafusadas passivas.

- Se a superfície oclusal estiver intacta numa prótese cimentada, o corpo do implante pode ser carregado na direção axial para diminuir as cargas na crista óssea. No entanto, para carregar uma restauração aparafusada oclusal na direção axial, a região do parafuso tem de ser carregada. A resina acrílica ou composta é colocada e carregada sobre o topo do parafuso, ou é fabricada uma superestrutura de duas peças. As cargas acrílicas requerem mais tempo de cadeira e desgastam-se mais rapidamente, e as superestruturas de duas peças são dispendiosas. A estética de uma prótese cimentada é mais fácil de gerir. Um poste demasiado facial pode ser preparado como um dente natural.

- Uma restauração aparafusada à face requer um pilar angulado mais dispendioso ou uma subestrutura, cada um dos quais requer tempo, custo e esforço adicionais. Os orifícios oclusais nas restaurações aparafusadas posteriores podem afetar a oclusão e a estética. O redesenho da prótese, necessário em cerca de 10% das restaurações, inclui um pilar para parafuso que é demasiado angulado ou demasiado acima do tecido para uma estética ideal. Este deve ser trocado por um componente de pilar diferente e deve ser obtida uma nova impressão final.[13,14]

- Uma margem pode ser alargada mais apicalmente num pilar para cimento, sem um componente ou impressão adicional, quando é utilizado um análogo de pilar no modelo mestre.

- Uma carga progressiva da prótese requer a modificação da prótese de transição e é mais fácil de efetuar em restaurações cimentadas. Frequentemente, é utilizado um pilar provisório para cimento em próteses aparafusadas para as restaurações de transição e para o processo de carga óssea gradual. Se isto não for efectuado, o implante não é carregado até que a prótese definitiva seja aparafusada.

- A carga progressiva é mais difícil e, para além disso, os pilares dos implantes permanecem independentes durante o fabrico da prótese e podem ser sujeitos a forças excessivas de parafunção na sobredentadura de transição. As restaurações parcialmente não retidas são registadas em aproximadamente 20% a 50% das próteses aparafusadas durante os primeiros 6 meses de colocação.[14]

- Sempre que um parafuso se solta por vibração, os restantes pilares suportam uma força adicional. As forças incluem o aumento do momento e das cargas de compensação, e forças adicionais nos restantes pilares. O aumento das cargas pode levar à perda do implante, à fratura do componente do implante e à perda óssea. No entanto, em ensaios clínicos, os relatos de uma prótese de implante cimentada não retida ocorreram em menos de 5% dos casos.

- Nas próteses tradicionais, as próteses não cimentadas resultam em menos de 3% de insucesso da restauração.[15] Por conseguinte, a restauração cimentada tem riscos associados reduzidos. As restaurações aparafusadas provocam mais fracturas das porções de porcelana ou acrílico da prótese, porque o orifício do parafuso aumenta a concentração de tensão no material de restauração. Uma prótese cimentada não tem o elo fraco através da superfície dos materiais, e a superestrutura é mais passiva quando inserida. Assim que o material fraturar, o local de reparação é mais fraco do que a força original, sendo mais comum a ocorrência de fracturas adicionais.

- As preocupações do paciente e o conforto psicológico com a prótese são frequentemente afectados. São necessárias menos consultas protéticas e mais curtas para restaurar um paciente com uma prótese cimentada do que com uma restauração aparafusada. As fundições passivas, a carga progressiva, as consultas para avaliar ou refazer a retenção e a gestão estética são menos complexas para as próteses cimentadas. São necessárias consultas adicionais para as restaurações aparafusadas. O acesso é mais difícil nas regiões posteriores da boca para a inserção de restaurações aparafusadas, especialmente com a abertura limitada do maxilar. Como o titânio e o ouro não são magnéticos, a manipulação de pequenos parafusos e chaves de parafusos é mais difícil do que preparar e cimentar uma restauração.

- Uma complicação que ocorre com as próteses aparafusadas a longo prazo é a falha por fadiga dos componentes dos parafusos. O diâmetro dos parafusos de retenção da prótese é tão estreito que a resistência a longo prazo é reduzida. O desgaste das roscas no pilar do parafuso também ocorre quando a restauração é removida repetidamente e reinserida ao longo de vários anos. Como resultado, a fratura do parafuso e o afrouxamento do componente aumentam em frequência nas restaurações de longo prazo. Uma vez que as próteses cimentadas não têm componentes de pequeno diâmetro nem desgaste metal-metal, estas complicações são raramente observadas.

<u>Vantagens da prótese aparafusada</u>

- A principal vantagem de uma superestrutura aparafusada é o possível sistema de pilar de perfil mais baixo. As próteses cimentadas requerem um componente vertical para aumentar a retenção e proporcionar uma forma de resistência. O sistema aparafusado é mais resistente às forças do que o pilar de cimento quando a altura do pilar é inferior a 5 mm.

- O pilar de baixo perfil oferece vantagens significativas para as restaurações RP-4 ou RP-5. A altura mais baixa da superestrutura permite uma colocação mais fácil dos dentes da prótese. O maior volume de acrílico também aumenta a resistência da parte acrílica da restauração. A força de momento é reduzida com um pilar de perfil baixo, quando os disjuntores de tensão na superestrutura separam a prótese do suporte do implante. Estes elementos diminuem o efeito das cargas laterais no corpo do implante. Por conseguinte, uma maior retenção, uma força de momento reduzida e mais espaço para os dentes de prótese e acrílico são indicações para superestruturas aparafusadas para a maioria das próteses de sobredentadura suportadas por implantes e pilares de perfil baixo.

- Uma vantagem percebida de uma restauração aparafusada é a facilidade de recuperação; no entanto, uma restauração cimentada em pilares de implantes não requer a utilização de um cimento permanente. Um acesso suave ou um cimento temporário pode ser satisfatório e proporcionar uma retenção e resistência adequadas. As restaurações provisórias cimentadas em dentes naturais são recuperáveis. É frequentemente mais fácil remover, limpar e reinserir uma restauração cimentada, em comparação com uma restauração aparafusada, especialmente quando os orifícios de acesso sobre os parafusos foram restaurados. As próteses parciais fixas sobre dentes naturais têm uma taxa de sobrevivência de 10 anos de 75%.[15] As próteses fixas suportadas por implantes têm uma taxa de sobrevivência de 10 anos superior a 95%.[16,17]

- A observação clínica sugere que, quando um implante é unido a um dente natural, o dente natural é o local mais comum de complicações. Os dentes naturais podem deteriorar-se e necessitar de terapia endodôntica ou restauração, e têm uma maior incidência de problemas periodontais. Assim, coloca-se a questão de saber porque é que uma restauração de implante tem de utilizar parafusos para ser recuperável, enquanto os pilares naturais podem ser cimentados? Porque é que uma prótese tem de ser cimentada no dente natural, requerer uma fixação de precisão no pôntico e requerer um parafuso oclusal num implante? Se for indicada uma restauração aparafusada para ajudar a resolver a fonte mais comum de complicações, esta deve ser aparafusada no dente natural. Os planos de tratamento que exigem que todas as próteses sobre implantes sejam aparafusáveis, mas que continuam a utilizar cimento permanente em pilares naturais, são inconsistentes na abordagem e devem ser reavaliados. De facto, a necessidade de remoção da prótese é muitas vezes justificada pela necessidade de resolver problemas que evoluíram de um procedimento aparafusado. A experiência clínica, os estudos de séries de casos e os registos de implantes indicam taxas de complicações mais elevadas e uma menor sobrevivência dos implantes com próteses parciais fixas aparafusadas.[18,19]

- Cada prótese deve ser avaliada relativamente ao sistema de retenção da prótese antes da cirurgia. Numa prótese fixa aparafusada, os implantes devem ser colocados mais para lingual do que numa restauração cimentada, porque a correção dos implantes faciais e da carga axial sobre o orifício de acesso é mais difícil. São observadas vantagens consideráveis das próteses fixas em relação às restaurações cimentadas, incluindo fundições passivas, direção da carga, custo, tempo, estética, acesso, carga progressiva e complicações reduzidas. As restaurações removíveis não requerem a modificação da colocação cirúrgica dos pilares para parafuso ou cimento, porque a altura da superestrutura requer frequentemente que o implante fique ligeiramente mais lingual em relação ao bordo anterior do incisivo com qualquer tipo de pilar.

Prótese fixa retida com cimento

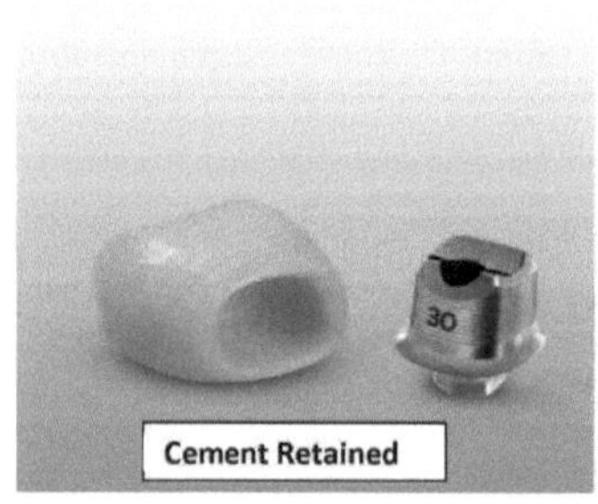

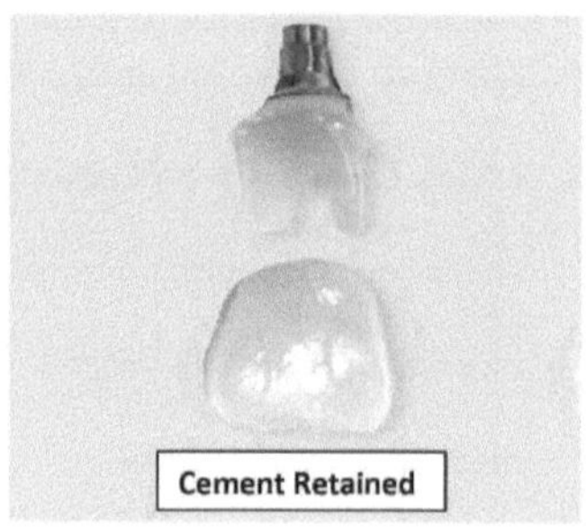

- A sobrevivência a longo prazo das próteses fixas sobre dentes naturais está bem documentada. As próteses fixas sobre implantes em pacientes parcialmente edêntulos têm apresentado taxas de sobrevivência iguais ou superiores durante os últimos 10 anos. As causas que levam à substituição da restauração podem ser classificadas principalmente em diagnóstico ou planeamento de tratamento deficientes, preparação ou fabrico deficientes da restauração e cooperação ou manutenção deficientes do paciente após a entrega da prótese.

- As três causas mais comuns de fracasso das próteses fixas em dentes naturais são as cáries dos dentes pilares, as restaurações não cimentadas e a fratura da porcelana.[15]

- As causas mais comuns de fracasso das restaurações cimentadas suportadas por implantes incluem a fratura das próteses ou dos componentes dos implantes, a perda óssea e as restaurações não retidas. Por conseguinte, os factores de força são responsáveis pelas complicações mais comuns das próteses sobre implantes e por dois terços das restaurações fixas em dentes naturais. Assim que o diagnóstico e o plano de tratamento são corretamente estabelecidos, a causa mais comum de forças excessivas para a prótese cimentada pode ser uma carga demasiado rápida, um esquema oclusal defeituoso e restaurações parcialmente retidas. A combinação de dentes naturais e implantes na mesma prótese complica ainda mais as condições biomecânicas.

Restaurações diversas

Canal de parafuso angular

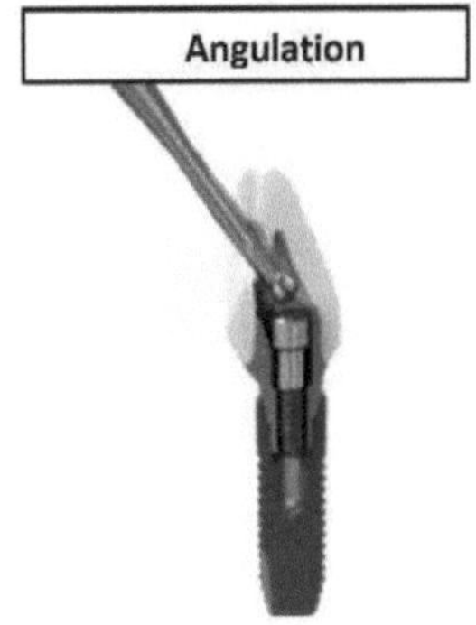

Em algumas situações clínicas, a angulação do implante requer um orifício de acesso através do aspeto facial das restaurações de implantes. Novas tecnologias levaram ao desenvolvimento do canal de parafuso angulado (ASC). O ASC permite o fabrico de uma prótese aparafusada quando as angulações do implante são inferiores a 25 graus. Isto é conseguido através da utilização de um acesso lingual para fixar a prótese.

<u>Prótese cimentável com parafuso (combinada)</u>

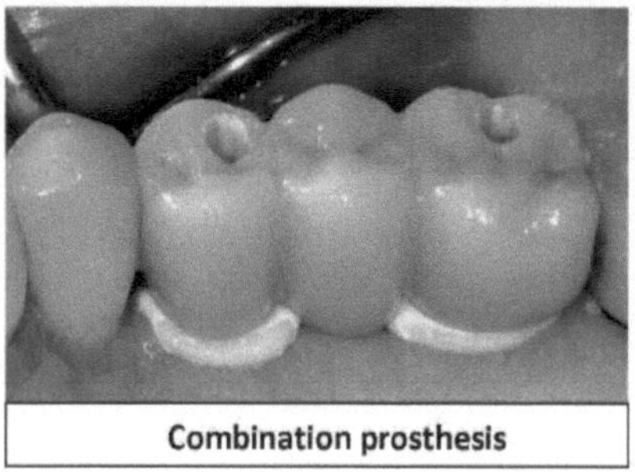

Nos casos clínicos em que vários implantes são unidos, e um ou mais implantes são posicionados com o acesso do parafuso dentro do aspeto vestibular da prótese, pode ser fabricada uma prótese combinada. Esta técnica combina as vantagens do cimento e da prótese aparafusada na mesma prótese. A prótese combinada permite a utilização de um cimento temporário sobre o pilar telescópico (retido por cimento) e parafusos de fixação na parte da prótese retida por parafuso. Isto permite a possibilidade de recuperação, juntamente com a facilidade de colocação e uma estética melhorada.

Cáries e pilares

A medicina dentária com implantes requer frequentemente uma reabilitação oral completa. Os dentes naturais são preparados para os pilares, a restauração do plano oclusal correto, a oclusão ou uma combinação destes. A doença periodontal ou extrusão é comum, e as superfícies cementárias destes dentes são frequentemente expostas após a terapia periodontal e o tratamento dos tecidos moles. As áreas cementais expostas dos dentes deterioram-se mais facilmente do que a superfície do esmalte, especialmente se forem usadas como margem da coroa. A causa mais comum de falha do pilar natural é a cárie. Por conseguinte, devem ser abordados métodos que reduzam a cárie nos dentes restaurados. Os factores incluem a localização da margem, os medicamentos e as restaurações não cimentadas. Um axioma comum na medicina dentária restauradora é estabelecer margens supragengivais sempre que possível. As restaurações subgengivais são indicadas para cáries pré-existentes, substituição de restaurações pré-existentes, estética, retenção, fratura radicular, melhoria das considerações de higiene em dentes com furca ou apinhados e sensibilidade radicular.[20] Se a margem da coroa não pertencer a pelo menos uma destas sete categorias, é indicado um desenho de margem supragengival. O principal objetivo é diminuir o risco de inflamação gengival.[21] A indicação para margens subgengivais em pilares de implantes inclui apenas estética e retenção.

Se o conceito de margem supragengival da coroa for ligeiramente modificado para projetar margens no esmalte, o risco de cárie também é reduzido. Portanto, o axioma supragengival pode ser substituído pelo critério da margem em esmalte em pacientes com cemento acima da gengiva. Além disso, o aspeto lingual de qualquer dente raramente está envolvido na estética, cárie ou sensibilidade radicular. Se não for necessária uma retenção adicional ou se as margens de restauração anteriores não estiverem abaixo do esmalte, a margem lingual pode ser tanto supragengival como em esmalte. As vantagens adicionais das margens em esmalte incluem a eliminação da hemorragia durante a preparação dos dentes e os procedimentos de moldagem, e a melhoria dos procedimentos de cuidados domiciliários, uma vez que as regiões interproximais permitem um maior acesso a métodos mecânicos diretos de remoção da placa bacteriana.

Para além disso, a sensibilidade lingual do dente é reduzida porque uma causa comum de sensibilidade é a remoção do cemento para a preparação da margem e as margens finais da coroa aquém da margem preparada, com exposição da dentina. As cáries podem ser ainda mais reduzidas através da aplicação tópica de flúor por um profissional e como parte dos cuidados diários em casa. O processo de carga óssea progressiva envolve cinco consultas clínicas durante as quais os dentes preparados são cobertos por restaurações provisórias.

Todas as cinco consultas requerem a remoção da restauração provisória e representam uma oportunidade para aplicar flúor diretamente nas superfícies do dente preparado. Estas aplicações também minimizam a sensibilidade dentária. A aplicação diária de flúor neutro e flúor em pastas dentífricas nas margens das coroas ajuda a prevenir cáries nos dentes pilares e é prescrita como parte do regime normal de cuidados em casa. Uma vez que a cárie é a principal causa de substituição de próteses fixas, o flúor, em vez da clorexidina, é utilizado nos dentes naturais restaurados. O flúor também pode ser encontrado nos cimentos de ionómero de vidro utilizados para a cimentação final, o que pode proporcionar uma maior absorção de flúor na estrutura dentária à volta das margens.[13]

As cáries são também uma consequência de uma prótese parcialmente não cimentada. Os pilares naturais e de implante na mesma prótese podem desenvolver complicações biomecânicas e resultar numa restauração não cimentada no pilar de implante. No entanto, quando um implante serve como pilar de cais, o dente natural pode ficar não cimentado, porque o implante pode atuar como um fulcro. A retenção da restauração é fundamental para evitar esta complicação.

<u>Retenção do pilar</u>

Wide range of prosthetic solutions

As restaurações parcialmente retidas são uma causa de fracasso dos dentes e das próteses suportadas por implantes. Os princípios de retenção e resistência podem ser abordados especificamente para pilares de implantes. A retenção de uma restauração fixa cimentada impede a remoção do retentor ao longo do trajeto de inserção. A resistência opõe-se ao movimento do pilar sob carga oclusal e impede a remoção da restauração por forças aplicadas numa direção apical ou oblíqua. Os cimentos têm forças de retenção mais baixas em comparação com as suas forças de resistência.

As configurações geométricas do pilar do implante para cimento ou dente preparado são requisitos para evitar a desagregação.

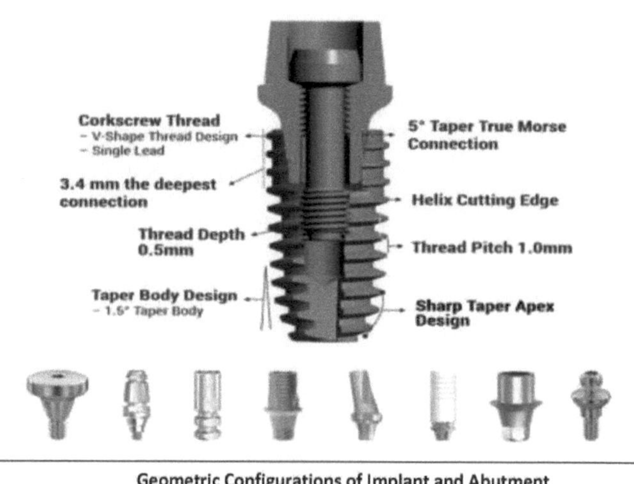

Geometric Configurations of Implant and Abutment

Cónico

A retenção de uma coroa diminui rapidamente à medida que o cone é aumentado de 6 para 25 graus. Uma broca cónica de diamante típica apresenta uma conicidade de aproximadamente 3 graus em cada lado. Ames et al. descobriram que os casos clínicos actuais possuem uma gama de conicidade de aproximadamente 20 graus.[22] Um pilar de implante fabricado para cimento tem frequentemente uma conicidade superior a 25 graus. Consequentemente, as superfícies de retenção dos pilares de implantes não preparados podem proporcionar menos retenção do que os pilares naturais. Por conseguinte, a preparação dos pilares de implantes é normalmente necessária, mesmo quando a trajetória de inserção é adequada.

Área de superfície

A área de superfície de uma coroa ou pilar de implante influencia a quantidade de retenção. Um pilar molar oferece maior retenção do que um pré-molar. O diâmetro de um pilar de implante para cimento é frequentemente inferior a 4 mm, o que é comparável ao de um incisivo mandibular preparado. Por conseguinte, a área de superfície reduzida resulta numa retenção mais fraca do que a da maioria dos pilares naturais. Como resultado, devem ser utilizados outros critérios que afectam a retenção

Altura

A altura do preparo é um fator importante na quantidade de retenção.[23] Uma preparação longa oferece mais retenção do que um pilar curto. A altura adicional não só aumenta a área de superfície, como também coloca mais paredes axiais sob tensão de tração em vez de tensão de cisalhamento. Além disso, a altura de uma preparação está intimamente relacionada com a quantidade de resistência. Quanto mais alto for o pilar, maior será a resistência do cimento às forças laterais. Um pilar mais alto também diminui a quantidade de coroa acima do pilar do implante e também proporciona uma maior resistência ao cimento e menos torque na região cimentada. O braço de alavanca acima do pilar para cimento é ampliado numa prótese parcial fixa com um cantilever. A altura do pilar do implante mais afastada do cantilever é o principal fator de resistência quando é aplicada uma carga na região do cantilever. Os pilares de implante pré-fabricados têm frequentemente 5, 7 ou 9 mm de altura. Alguns fabricantes apenas fornecem pilares com 5 mm de altura. Embora isto seja normalmente adequado nas regiões posteriores da boca, uma prótese anterior FP-3 pode frequentemente requerer pilares de implante mais compridos. Uma altura adicional de 2 mm pode aumentar a retenção em 40%, especialmente quando o pilar tem apenas 4 mm de diâmetro.

Rugosidade

A rugosidade da superfície aumenta a retenção de uma restauração, porque o cimento cria uma microrretenção mecânica ao projetar-se nas irregularidades.[24,25] Os cimentos não aderem a um pilar de implante como acontece com os cimentos adesivos de esmalte ou dentinários nos dentes naturais; por isso, é utilizado um diamante de curso sobre a superfície do pilar de implante para aumentar a quantidade e a profundidade destes riscos microscópicos na superfície para mais de 40 i,m. Utiliza-se uma broca de corte transversal e um jato de água para reduzir a altura e a redução grosseira do pilar metálico. Posteriormente, é utilizado um diamante grosso para aumentar a rugosidade acima da margem do pilar. Vários fabricantes fornecem pilares para cimento com linhas de retenção separadas por 1 mm, o que aumenta a retenção mecânica e também ajuda a determinar a altura correta do pilar. Pode ser utilizado um microetcher dentro da coroa para uma retenção adicional antes da cimentação.

Forças de cisalhamento Desde a introdução de próteses cantilever suportadas por implantes para a arcada completamente edêntula, o cantilever tornou-se uma modalidade mais aceite na implantologia dentária e entrou nos planos de tratamento para o doente parcialmente edêntulo. Os implantes são frequentemente colocados mais medialmente do que os contactos oclusais ou incisais das próteses anexas. Ambas as condições colocam cargas deslocadas nos pilares dos implantes e resultam em maiores forças de tração e de corte na fixação do cimento ou do parafuso. A área de superfície de um pilar submetida a forças de cisalhamento é mais crítica do que a área de superfície total para a tensão de tração. Por conseguinte, é fundamental limitar as tensões de cisalhamento, reduzindo ao mínimo possível as direcções em que a coroa pode ser removida do pilar. Um pilar de implante cónico pode ter vários caminhos de inserção ou remoção. A adição de duas ou mais ranhuras de lados paralelos a um pilar limita o percurso de remoção da coroa a uma direção". Por conseguinte, sempre que possível, devem ser adicionados elementos de retenção, tais como ranhuras paralelas à trajetória de remoção, a um pilar de implante estreito e cónico para cimento. Os pilares de implante fabricados para cimento são frequentemente lisos e circulares em secção transversal. Existe muito pouca resistência às forças de cisalhamento, especialmente em coroas individuais e não aplainadas. As ranhuras paralelas ao trajeto de inserção resistem mecanicamente às forças de rotação, colocam forças de compressão no cimento nestas regiões e melhoram drasticamente a cimentação. O momento de uma força produz rotação ou flexão. O momento é denotado como um vetor, M, cuja magnitude é igual ao produto da magnitude da força multiplicada pela distância perpendicular (também chamada "braço do momento") do ponto de interesse à linha de ação da força. O momento de carga imposto é também designado por binário ou carga de torção e pode ser bastante destrutivo no que respeita aos sistemas de implantes. O binário ou os momentos de flexão colocados nos implantes como consequência, por exemplo, de pontes em cantilever ou secções de barra, podem resultar em quebra da interface, reabsorção óssea, afrouxamento dos parafusos protéticos e/ou fratura da superestrutura. Os projectos de restauração adequados têm necessariamente de incluir considerações sobre as forças e os momentos devidos a essas forças (torque). As forças de tração e de cisalhamento no sistema de retenção do pilar da barra cantilever/pontas posteriores podem ser reduzidas através da colocação de ranhuras verticais na parte vestibular e lingual dos pilares posteriores. Como resultado, o arco da força sobre a restauração é alterado mecanicamente. 2[19,o]

Resistência e pilares

A resistência opõe-se ao descolamento da prótese contra forças dirigidas numa direção apical, oblíqua ou horizontal.[9] A resistência é normalmente maior do que a retenção pelo pilar. As falhas do cimento são raras na compressão, em comparação com as tensões de cisalhamento ou tração. As forças com maior probabilidade de causar restaurações não cimentadas relacionadas com a resistência estão associadas a vãos longos, forças de cantilever, dentes pilares naturais móveis unidos a implantes, carga de offset, cargas horizontais do desenho oclusal e parafunção. Quando uma força é direcionada para dentro das margens das coroas dos pilares, não existem forças de alavanca ou de inclinação

existem. No entanto, para as próteses suportadas por implantes, as forças são frequentemente projectadas para fora do pilar, normalmente em direção à face, no sentido anterior ou posterior. Para além disso, as forças de excursão nos dentes anteriores também criam uma força de alavancagem, especialmente nos pilares anteriores do maxilar. As forças afectam não só a interface osso-implante, mas também a coroa do pilar cimentado.

As cargas de desvio facial numa prótese cimentada podem ser reduzidas através de ranhuras verticais na mesial e distal da restauração.[26] As mesmas localizações são benéficas quando são introduzidas forças horizontais de uma oclusão mutuamente protegida e/ou bruxismo. Um pilar de implante de diâmetro mais largo tem mais retenção, mas pode oferecer menos resistência à alavanca do que um pilar estreito, mesmo quando a altura e a conicidade são semelhantes. O pilar mais largo para cimento tem um eixo de rotação mais longo, e a área de resistência no lado oposto da preparação é reduzida. A forma de resistência de um pilar de implante curto e largo, numa região molar, por exemplo, é significativamente aumentada pela colocação de caixas ou ranhuras perpendiculares ao arco de rotação, desde que o caminho de inserção seja preservado.[26]

O pilar posterior para cimento deve ser angulado mesialmente para a carga vertical, semelhante a uma coroa com um ligeiro desvio mesial. O trajeto de inserção para a frente permite uma preparação mais fácil, a remoção da impressão e o assentamento da prótese, uma vez que corresponde à aproximação do operador à boca. As cargas podem ser verticais em relação ao corpo do implante, mas a trajetória de inserção da prótese pode ser mais medial a estas cargas. [13]

Pilares não paralelos

O diâmetro do pilar do implante é mais estreito do que o dos dentes naturais; assim, não existe tanta latitude na correção de pilares não paralelos. Para uma prótese cimentada, o pilar de implante posterior não paralelo tem várias opções protéticas. O pilar pode ser inicialmente preparado com uma broca de fissura de corte transversal, grandes quantidades de água e contacto intermitente. O pilar resultante não deve ser redondo na secção transversal e deve permanecer o mais longo possível. De seguida, o pilar é acabado com um diamante grosso para aumentar a rugosidade da superfície. Uma broca de fissura transversal é então utilizada para adicionar sulcos paralelos à trajetória de inserção. Uma margem de ponta de faca é normalmente indicada para todos os pilares de implantes posteriores para cimento, porque o pilar já tem um diâmetro limitado.

Esta técnica é mais frequentemente utilizada quando é indicado um ajuste mínimo do paralelismo. Embora seja a opção mais fácil, a desvantagem é a diminuição adicional do diâmetro do pilar do implante.

Uma segunda opção para um pilar não paralelo para uma prótese cimentada é colocar um pilar de implante angulado. Existem vários desenhos disponíveis, consoante o fabricante. Esta opção é mais frequentemente selecionada para implantes anteriores demasiado faciais ou demasiado linguais para implantes posteriores. Uma terceira opção para melhorar a trajetória de inserção de um pilar de implante posterior é a utilização de um coping. O pilar do implante não é paralelo aos outros pilares. É rugoso e são acrescentadas ranhuras paralelas ao seu próprio trajeto de inserção, mas diferentes do trajeto de inserção da prótese. Um coping é então concebido para ser cimentado no pilar, paralelamente à via comum de inserção da prótese fixa. Existem várias vantagens nesta técnica. O diâmetro do coping é maior do que o do pilar original. Para além da maior área de superfície, o laboratório pode preparar o coping com uma conicidade ideal para melhorar simultaneamente as formas de retenção e resistência. As ranhuras paralelas também podem ser concebidas e adicionadas numa fase laboratorial. A coifa é cimentada com um cimento de resina no pilar com um trajeto de inserção diferente do da prótese definitiva. Pode ser utilizado um acesso macio ou um cimento temporário na prótese fixa para a sua recuperação, e o coping manter-se-á no lugar durante a remoção da prótese porque o seu percurso de inserção é diferente. Este procedimento é indicado com menos frequência quando um pilar anterior é demasiado facial, e mais frequentemente quando um pilar posterior está inclinado para a distal. Uma quarta opção é conceber um pilar personalizado. Este pode ser fabricado em qualquer comprimento ou angulação. Deve ser utilizado metal precioso para limitar a corrosão, uma vez que será cimentado no corpo do implante.

Um cimento de resina é utilizado para cimentar metal com metal sempre que se pretende reter permanentemente um coping ou uma prótese. As propriedades do cimento de resina ilustram as maiores resistências à compressão e à tração de qualquer cimento atual. Isto justifica-se especialmente quando os pilares de implantes personalizados são cimentados dentro do corpo do implante.

Margens com ponta de faca

Existem quatro indicações para uma preparação de margem em "knife-edge" na prótese de implantes cimentados, porque é necessária uma redução mínima. As preparações tradicionais não utilizam um gume de faca com uma preparação mínima do dente, para evitar o contorno excessivo da restauração final.[9]

No entanto, sempre que for indicada uma preparação mínima do pilar do implante ou do dente, deve ser considerada uma linha de acabamento de ponta de faca. Os pilares de implantes são a indicação mais comum para uma redução mínima, uma vez que normalmente têm menos de 5 mm de diâmetro. A redução do diâmetro do pilar para obter uma margem biselada diminuiria ainda mais a sua dimensão e

A área de superfície para retenção. Uma segunda indicação é a perda óssea periodontal passada. Os molares com doença periodontal, bem como os incisivos mandibulares saudáveis, são frequentemente incluídos na prótese sobre implantes, porque a doença periodontal passada é uma causa direta para a substituição de dentes, e a esplintagem de dentes anteriores é mais comum do que na dentisteria de restauração tradicional.

A área de furca de um molar é frequentemente mais próxima da câmara pulpar. A remoção excessiva de dentina nessa região aumenta a chance de terapia endodôntica. Em terceiro lugar, o mesmo problema pulpar existe para as áreas interproximais dos incisivos mandibulares. Um fio de navalha nessas áreas reduz o risco de exposição pulpar. A quarta indicação para uma linha de acabamento em gume de faca diz respeito a implantes ou pilares naturais com uma inclinação superior a 15 graus. A quantidade de material removido para o paralelismo compromete a largura do pilar do implante ou invade o corno pulpar do dente inclinado. [13]

RESUMO

As próteses fixas são as restaurações mais comuns exigidas a um implantodontista. Mais de 60 milhões de pessoas parcialmente desdentadas nos Estados Unidos têm falta de dentes posteriores em pelo menos um quadrante, ou têm longos intervalos entre os dentes naturais. Um axioma comum utilizado em medicina dentária é efetuar uma restauração fixa para pacientes parcialmente desdentados sempre que possível. A implantologia dentária permite a colocação de pilares adicionais, pelo que este axioma pode ser alargado para incluir a maioria dos pacientes, especialmente quando existe osso adequado disponível. Uma restauração cimentada tem muitas vantagens em relação a uma prótese fixa. As complicações mais comuns incluem cáries nos pilares naturais, fratura do material protético e restaurações parcialmente retidas. Os conceitos de retenção, resistência e fundamentos da preparação do pilar incluem a conicidade, a área de superfície, a altura, a rugosidade, as forças de cisalhamento, a trajetória de inserção, pilares não paralelos e margens em gume de faca. É dada especial atenção às limitações do diâmetro do pilar na implantologia dentária. [13]

PRINCÍPIOS DAS PRÓTESES APARAFUSADAS

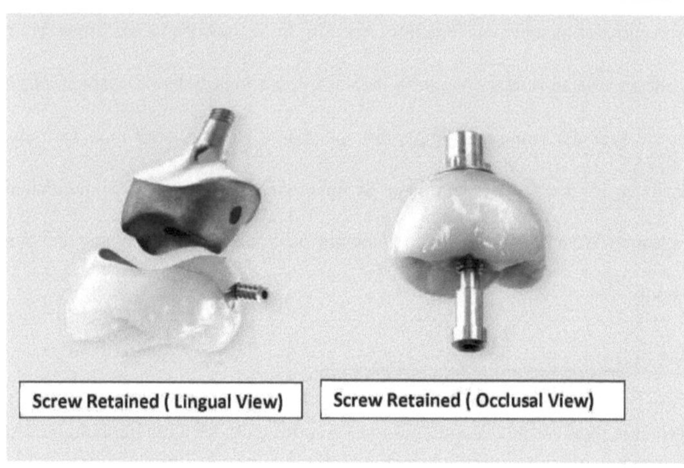

Com próteses aparafusadas, as causas mais comuns de falha do implante a curto prazo e de complicações após a fixação rígida inicial ter sido atingida de forma ideal são as superestruturas não passivas,[27] restaurações parcialmente não aparafusadas,[14] e carga demasiado rápida da interface do implante. Estas condições produzem forças no implante e conduzem à perda óssea, mobilidade do implante e fratura do componente.

As restaurações aparafusadas passivas são mais difíceis de fabricar do que as restaurações cimentadas. Não existe um espaço para o cimento e os planos inclinados do parafuso podem desenvolver forças significativas quando este é colocado em posição. A superestrutura pode distorcer-se e parecer ajustar-se ao pilar do implante para o parafuso. No entanto, a superestrutura não se dobra para além do limite elástico e as forças de compressão e tração são dissipadas para a interface osso-implante. O osso tem de se remodelar para eliminar estas forças. Se as forças ultrapassarem os limites, ocorre a fratura da interface osso-implante ou de um componente do implante.

As causas mais comuns para o afrouxamento de parafusos e restaurações parcialmente não retidas estão relacionadas com fundições não passivas e forças oclusais irregulares. As forças repetidas de compressão e tração resultam em vibração e desaperto dos componentes. Quanto mais passiva for a fixação da peça fundida ao pilar do implante para o parafuso, mais seguro será o dispositivo de fixação. Assim, a precisão na conceção e no fabrico da superestrutura metálica é um fator importante para a redução das forças na interface entre o implante e o osso. A má estética, o desconforto e o mau desenho da prótese são observados em aproximadamente 10% das restaurações aparafusadas.[28] Estes problemas também ocorrem com as restaurações cimentadas (cerca de 5% de ocorrência).

<u>Considerações protéticas: Prótese aparafusada passiva</u>

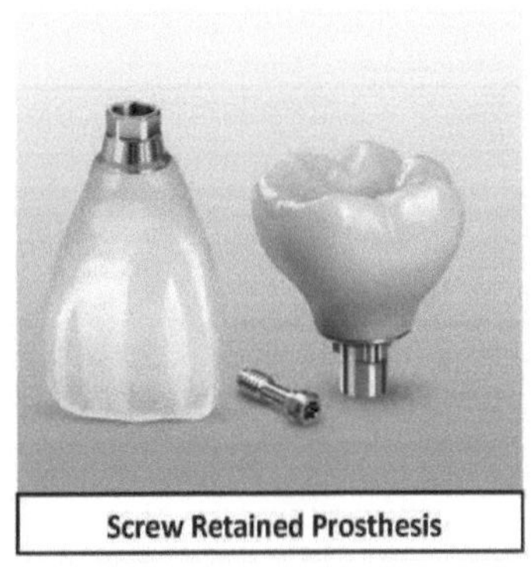

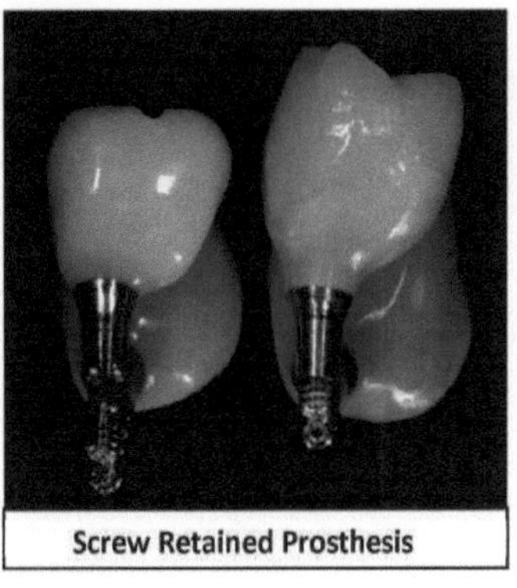

As próteses aparafusadas passivas são difíceis de encaixar porque existem muitas variáveis de precisão no fabrico da prótese. Uma vez que não existe espaço entre os parafusos e o pilar do implante quando os parafusos estão na posição final, e as forças de compressão e tração mantêm o parafuso no lugar, o molde tem de encaixar de forma completamente passiva e precisa antes de o parafuso ser inserido. A deformação elástica dos materiais de moldagem, a contração dimensional das impressões elásticas, a contração da cera, a variação análoga, a expansão da matriz e do revestimento, a contração do metal, a contração do acrílico ou da porcelana, os métodos clínicos de verificação da fundição, a soldadura, o binário variável dos parafusos e o número de componentes do implante estão todos relacionados com o fabrico de superestruturas completamente passivas. Apenas se pode tentar diminuir o intervalo de variação que é diretamente controlado pelo dentista restaurador.

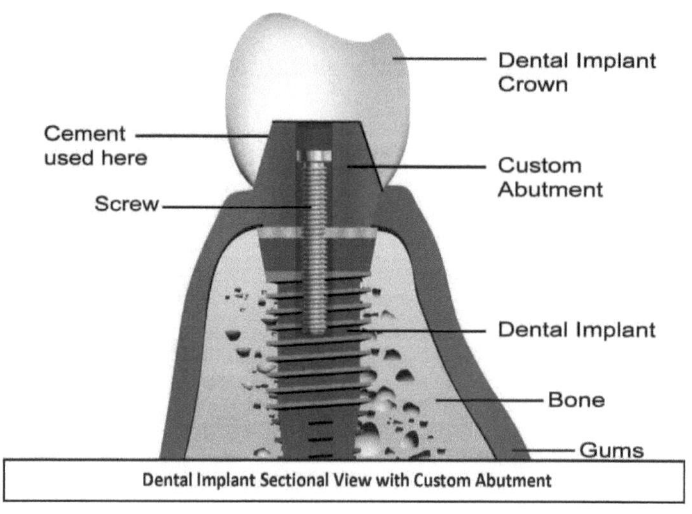

Dental Implant Sectional View with Custom Abutment

<u>**Materiais de impressão**</u>

Existem quatro categorias de materiais de impressão elásticos: polissulfureto, silicone de condensação, silicone de adição (vinil polissiloxano) e poliéter.

<u>**Deformação permanente de materiais de impressão**</u>

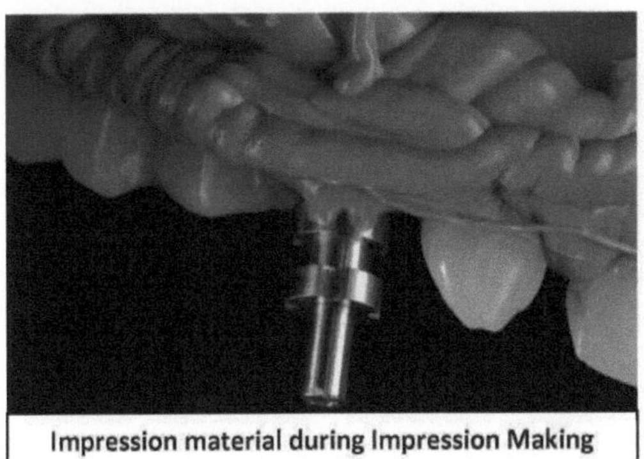

A deformação permanente é medida através de uma compressão de 10% de uma impressão durante 30 segundos após a presa estar concluída. A deformação permanente dos materiais de moldagem em implantologia é uma preocupação quando a moldagem se distorce a partir da região do rebaixo da coifa de transferência da moldagem indireta durante a remoção da moldagem da boca. O material distorce-se para fora do corte inferior, mas pode não regressar à posição original junto ao pino de transferência. Fica permanentemente maior do que a dimensão original. O intervalo de distorção é de aproximadamente 3% para materiais de moldagem de polissulfureto e 0,07% para silicone de adição. [28,29,30]

As coifas de transferência da moldagem indireta são substituídas na moldagem de transferência antes do vazamento da pedra para o molde de trabalho ou o molde mestre. Quanto maior for a deformação permanente, menos retentivo é o pino de impressão e mais variável é a sua posição no local recetor distorcido. À medida que o gesso é vibrado à volta da transferência indireta, o análogo do pilar ligado move-se e a posição final não é precisa em relação à posição do pilar intra-oral. O efeito da deformação permanente pode ser eliminado através da utilização de uma coifa de transferência de impressão direta para a impressão final. A transferência de impressão não é removida da impressão final antes do fabrico do molde mestre. A coifa de transferência de impressão direta também foi concebida para ser mantida mais rigidamente no lugar enquanto o gesso é vibrado para a impressão.

Alteração dimensional dos materiais de moldagem

A alteração dimensional dos materiais de moldagem elásticos ocorre quando a moldagem é removida da boca. Todos os quatro materiais de moldagem elásticos diminuem de dimensão durante um período de 24 horas. Quase metade desta contração ocorre na primeira hora. Os silicones de condensação são os que encolhem mais frequentemente, e mais de 0,5%. O polissulfureto encolhe 0,2%, enquanto o silicone de adição é o que menos se altera, com 0,06%. Por conseguinte, o silicone de adição é utilizado para a impressão final e o molde mestre é vertido no consultório, em vez de ser enviado por correio para um laboratório. A alteração dimensional às 24 horas do silicone de adição não só é a menor, como também é menor para a alteração dimensional a longo prazo.

Por exemplo, ocorre uma alteração de 0,2% no polissulfureto durante um período de 24 horas, mas uma semana depois há mais do dobro deste nível de alteração. O silicone de adição não se altera após 24 horas ou durante a semana seguinte.

Tabuleiro de impressão personalizado

As alterações dimensionais têm o maior significado clínico para muitos implantes em próteses aparafusadas de arcada completa. Uma moldeira personalizada resulta num erro menor tanto na distância entre pilares como na distorção transversal da arcada, em comparação com as moldeira de stock.[31,32]

É fabricado um molde de trabalho a partir das coifas de transferência de impressão indireta com uma impressão preliminar irreversível em alginato na primeira consulta de prótese. As coifas de transferência de moldagem indireta são ligadas ao análogo do pilar e reinseridas na moldagem preliminar. É aplicado um molde de trabalho com gesso dentário. As coifas de transferência de moldagem indireta são removidas do molde de trabalho e substituídas por transferências de moldagem direta e parafusos de fixação longos (quando a folga vertical o permite). A cera da placa de base é utilizada para bloquear um espaço de 3 mm à volta das coifas de transferência de moldagem rígidas e um espaço de 1 mm sobre as regiões de tecido mole necessárias no modelo de trabalho final.

Estas incluem os pontos de referência utilizados para a construção da prótese final, uma vez que muitas destas estruturas ajudam a determinar a posição do dente no que respeita à estética, fonética e função. Pode ser adicionado um batente de tecido na região molar e na almofada retromolar ou no palato. Coloca-se vaselina ou um meio de separação sobre a cera, para que esta não adira ao acrílico colocado para fabricar a moldeira. O acrílico fotopolimerizável ou frio é colocado sobre as regiões dos espaçadores de cera e permite que os parafusos de fixação longos sobressaiam através da parte superior da moldeira. A moldeira é removida, aparada e polida. Os orifícios para os parafusos de fixação são aumentados até a moldeira ser facilmente inserida e removida do molde. A moldeira de impressão personalizada fabricada em acrílico de cura a frio deve ser feita 24 horas ou mais antes da impressão final. Durante este período, a moldeira irá distorcer-se e alterar-se dimensionalmente devido à evaporação do monómero. Se a moldeira personalizada não puder ser fabricada mais de 24 horas antes da impressão final, existem duas opções disponíveis. A moldeira personalizada pode ser inserida em água a ferver durante mais de 15 minutos para remover o excesso de monómero e eliminar a distorção, ou é utilizado um material acrílico ou termoplástico fotopolimerizável para fabricar a moldeira de impressão.[13]

<u>Variância analógica</u>

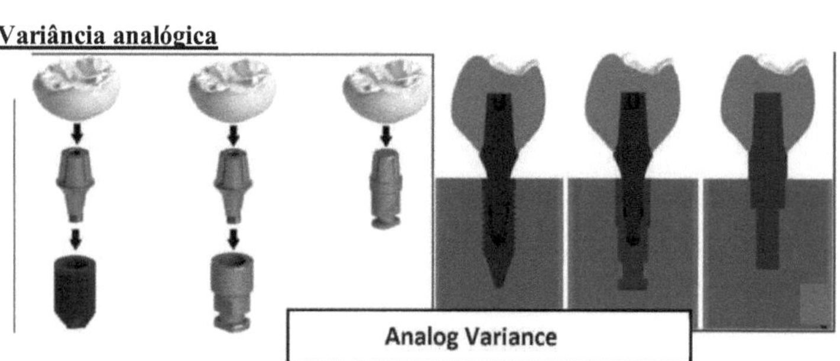

O pilar para parafuso é normalmente fabricado em titânio ou liga de titânio. O análogo de laboratório é muitas vezes feito de alumínio ou latão. O pino de transferência de moldagem direta deve ser firmemente aparafusado na boca do doente para assegurar o assentamento completo, e a mesma pressão deve ser utilizada para fixar o análogo do pilar. As roscas em latão ou alumínio podem distorcer-se e o pino de transferência não ficará na mesma posição. Isto é especialmente notado durante as tentativas de transferência para localizar um pilar de ângulo indireto. É necessário ter cuidado para assegurar que o análogo está nivelado e devidamente assente com a coifa de transferência de impressão direta antes de a pedra ser vibrada para a posição.

O análogo utilizado deve representar o pilar para o parafuso e não o corpo do implante. Alguns fabricantes de implantes sugerem que as transferências de impressões indirectas sejam inseridas no corpo do implante. Neste plano, um análogo do corpo do implante é transferido para o modelo mestre e o pilar para o parafuso é colocado no laboratório. No entanto, este procedimento introduziria outro fator de erro, sem proporcionar um benefício comprovado. [13]

Expansão da pedra

Todos os materiais de impressão encolhem, a pedra de moldagem deve expandir-se para compensar. Dado que a contração do silicone de adição é de aproximadamente 0,06% e dimensionalmente estável nesta altura do processo, a expansão do troquel deve estar num intervalo semelhante. O molde mestre para uma restauração aparafusada deve ter considerações e propriedades diferentes das de uma restauração cimentada. É desejado um espaço numa prótese cimentada entre o pilar para cimento e a coifa. O espaço é ocupado pelo cimento e permite o assentamento completo da prótese quando o cimento é colocado na coifa. A quantidade deste espaço é de aproximadamente 40 u.m, mas pode ser maior, especialmente nas regiões acima das margens. A restauração cimentada é normalmente fabricada em troquéis compostos pela própria pedra do troquel. Estes factores requerem um material muito duro, e as propriedades de expansão devem ser maiores. Para além disso, é adicionado um espaçador de coto à superfície do coto, especialmente acima das margens.

O molde mestre para uma restauração aparafusada utiliza componentes metálicos análogos para representar o pilar para o parafuso. Como resultado, a dureza da superfície do diestone não é um problema. Em vez disso, a percentagem de expansão é muito importante, uma vez que pode alterar a distância interpilar.

O molde mestre deve ser vazado com uma pequena pedra de expansão. A expansão do gesso dentário (classificação de produtos III da ADA) é variável, mas, regra geral, tem uma expansão menor do que a do gesso para moldes (classificação de produtos IV da ADA). No entanto, as pedras de moldagem são mais duras do que as pedras dentárias e têm menos probabilidades de se partirem ou de serem alteradas durante o processo laboratorial. A expansão do gesso cartonado (classificação IV do produto da ADA) varia normalmente entre 0,1% e 0,25%, dependendo da marca. A adição de endurecedores aumenta a expansão de presa. A resina epóxi encolhe a uma taxa de 0,2%,[33] e, uma vez que o material de impressão também encolhe, não deve ser utilizada para moldes aparafusados. [34] Diminuir a quantidade de água provoca um aumento da expansão. Uma mistura a vácuo proporciona um modelo de gesso mais consistente e mais denso.

A estética da prótese final é uma das complicações mais comuns e pode ser reduzida quando o tecido mole à volta dos implantes é representado num molde mestre duplicado com revestimento de tecido ou material de impressão, quando são necessárias margens subgengivais na restauração cimentada ou aparafusada. Os revestimentos de poliéter ou de tecidos moles não aderem bem ao silicone de adição. Estes materiais podem ser injectados em vários milímetros à volta dos análogos do pilar e clipes metálicos colocados no substituto de tecido antes da presa. O gesso dentário é vibrado até à posição correta e, quando a impressão é separada, o tecido mole é representado pelo poliéter ou pelo revestimento de tecido. Os contornos cervicais da restauração final podem ser fabricados tendo em conta a localização do tecido mole, mesmo em regiões estéticas subgengivais. Um molde duplicado não é exatamente igual ao molde mestre, uma vez que as propriedades dos materiais de moldagem e do gesso também afectam este processo. Por conseguinte, todos os procedimentos laboratoriais são efectuados no molde mestre e o trabalho em metal e porcelana é avaliado no modelo de tecido mole.

No laboratório, os análogos de pilar são colocados num modelo de pedra. O acrílico que liga estas unidades análogas metálicas não é capaz de alterar a posição do pilar, apesar de ocorrer uma contração do acrílico à sua volta. Como resultado, as placas de base e os gabaritos de verificação podem ser fabricados em acrílico. No entanto, os implantes não são rígidos na boca e podem mover-se numa dimensão mesiodistal até 100 u. com uma força de 5 g.[13]

Também é importante considerar a contração do acrílico quando a prótese fixa final é fabricada com resina acrílica e metal. O acrílico ganha força com o volume, e podem ser utilizadas quantidades consideráveis de resina na prótese. O processamento da resina da prótese para uma subestrutura metálica pode efetivamente distorcer e alterar o metal. Como resultado, mesmo que a fundição tenha sido passiva na consulta de prova do metal, a entrega inicial da restauração final pode não ser a mesma Os vãos longos e/ou as superestruturas metálicas estreitas estão mais expostos ao risco de alteração porque a flexibilidade do metal está relacionada com o cubo da distância.[35]

Retração da porcelana

A retração da porcelana de aproximadamente 20% ocorre durante o processo de cozedura e pode distorcer a superestrutura metálica. A distribuição de tensões nas coroas de porcelana fundida com ouro que cobrem a superfície facial e lingual é aumentada e ainda mais suscetível de causar distorção do metal.[2] Por conseguinte, oclusais metálicos em restaurações aparafusadas resultam numa menor fratura do material e num menor risco de fundições não passivas.

Contração de fundição de metais

Os problemas associados à contração do metal durante o processo de fundição têm sido uma preocupação durante muitos anos nas próteses fixas cimentadas tradicionais.[28] O intervalo de contração dos metais preciosos é variável, dependendo do fabricante e da técnica, mas aproxima-se de 1,5%, enquanto a contração das ligas semipreciosas pode ser o dobro desse valor.[36]

Por conseguinte, é utilizado um material de revestimento com expansão térmica ou higroscópica para compensar a contração relacionada com o fabrico da superestrutura. A expansão do material de revestimento é altamente sensível à técnica. O tamanho, a forma, a temperatura e o tipo de fabricante do anel de fundição, bem como a posição do material dentro do anel, também afectam as dimensões finais da fundição metálica. Como resultado, o produto final pode ser maior ou menor do que o padrão de cera original (que também pode distorcer). O metal precioso é utilizado para a fundição da superestrutura porque a corrosão do metal com o titânio é reduzida, a precisão da fundição é melhorada e a separação e a soldadura, se necessárias, são menos sensíveis à técnica. [13]

Avaliação da superestrutura

A avaliação intra-oral da superestrutura é mais crítica para uma moldagem passiva do que para um selamento marginal. No entanto, estes dois critérios estão relacionados. Os pilares para parafuso são avaliados em primeiro lugar para assegurar que estão completamente assentes e roscados na posição correta. Qualquer mobilidade ou sensibilidade é registada e exige a avaliação da interface corpo do implante-tecido duro e do tecido mole que pode estar presente entre o corpo do implante e o pilar solto. O molde é inicialmente colocado e avaliado quanto à estabilidade. A inclinação de ponta a ponta indica que o(s) pilar(es) mais distal(is) não encaixa(m) corretamente. Se não existir uma inclinação de extremo a extremo, os parafusos de suporte do pilar mais terminal podem ser inseridos com um torque mínimo.

A oscilação lateral é então observada e, quando presente, indica que um pilar de cais não está correto. A visão direta e/ou o explorador dentário identificam frequentemente uma margem aberta entre a coifa e o pilar. A abertura marginal pode ser apenas de um lado e representar a inclinação da coifa sobre o pilar. Se não for evidente qualquer oscilação lateral e todas as margens estiverem aproximadas, são inseridos os restantes parafusos da coifa. Os parafusos são apertados apenas moderadamente em primeiro lugar, utilizando uma abordagem de contrapeso. Um cenário comum é inserir o parafuso de coping mais central e apertá-lo com uma força semelhante à dos dois parafusos de coping terminais anteriores. De seguida, são inseridos os parafusos intermédios, um de cada lado, com mais força de aperto. Depois de todos os parafusos terem sido inseridos, o parafuso central é completamente fixado, seguido de cada componente terminal e dos parafusos de suporte intermédios. O desconforto do doente durante este procedimento é particularmente notório. A anestesia local não é indicada. Qualquer tensão, pressão, tração, sensibilidade ou dor indica uma fundição não passiva, colocação incorrecta, folga do pilar para o parafuso, má interface osso-implante ou impacto da fundição no tecido mole.

<u>Soldadura</u>

Durante a avaliação da superestrutura, é periodicamente necessária uma separação para obter uma moldagem passiva. A superestrutura é separada à volta do(s) pilar(es) que está(ão) a falhar. Uma vez separada, cada componente é testado, como discutido anteriormente. A distância de separação é de 0,005 a 0,008 polegadas (0,13 a 0,20 mm) ou a espessura de duas folhas de papel. Uma abertura demasiado pequena causará alterações dimensionais quando a fundição é aquecida e se expande, enquanto uma abertura demasiado grande pode proporcionar uma junta mais forte ou mais fraca, mas a distorção e a deformação da fundição ocorrem devido à contração da solda durante a solidificação.

Uma peça fundida numa só peça pode ser maior em 2%, enquanto uma peça fundida soldada é frequentemente mais pequena em dimensão mesiodistal. Uma peça fundida de uma só peça pode ser indicada se o intervalo for curto e se for utilizada a expansão térmica para o revestimento, uma vez que menos passos de soldadura produzem menos erros. No entanto, as peças fundidas de grande volume ou distância devem ser fabricadas em secções, porque as alterações dimensionais durante o fabrico e a fundição são muito variáveis. Uma vez separada a distância ideal, a peça fundida pode ser rigidamente ligada intra-oralmente com um acrílico preenchido com compósito aplicado gradualmente. A resina composta preenchida ou o acrílico fotopolimerizado reduz a quantidade de contração em comparação com os produtos de polimerização a frio.

Pode ser injetado um silicone de adição rígido (concebido para registos oclusais) à volta da superestrutura para ajudar a indexar as peças. Uma técnica alternativa utiliza uma moldeira de reserva, ou a moldeira original personalizada pode ser modificada após a remoção do material de moldagem final. Os parafusos de fixação longos são colocados nas coifas e sobressaem através dos orifícios abertos originalmente para os parafusos de fixação de transferência de moldagem direta. Pode então obter-se uma impressão de recolha da superestrutura com silicone de adição. O novo modelo de gesso é preparado de forma semelhante ao original. [13]

Fixação com parafusos

A quantidade de binário utilizada para colocar um parafuso de coping é considerável. Muitas vezes, as superestruturas não são completamente passivas aquando da colocação inicial. O osso tem de se remodelar e eliminar zonas de tensão e compressão à volta do corpo do implante. Aquando da colocação inicial, o parafuso de fixação do coping é apertado até cerca de dois terços a três quartos da força de torque final. O doente regressa alguns dias mais tarde, para que se possa verificar o aperto dos parafusos e comunicar sinais clínicos como sensibilidade ou desconforto. O doente mantém uma dieta suave e, após cerca de 4 semanas, os parafusos podem ser apertados até à força de binário total de 20 newtons/cm. Uma chave dinamométrica permite uma tensão igual em cada parafuso.

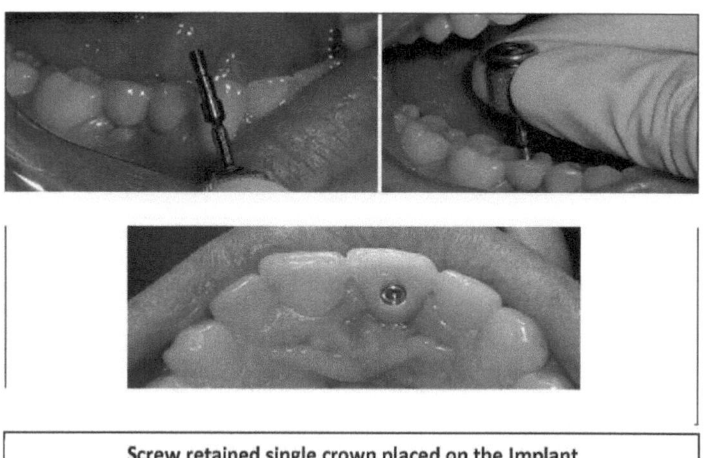

Screw retained single crown placed on the Implant

Restaurações parcialmente retidas

As restaurações parcialmente não retidas são mais comuns com superestruturas aparafusadas do que com próteses cimentadas. É mais provável que o parafuso se solte durante as primeiras semanas, em quantidades próximas de 50% na maxila e 20% na mandíbula.[2] Esta complicação é observada com mais frequência na restauração parcialmente edêntula, e muito menos frequentemente com overdentures retidas por pilares de implantes com aliviadores de tensão na superestrutura. O parafuso de coping é normalmente o elo mais fraco da cadeia protética. Qualquer discrepância oclusal, de fundição ou de força pode resultar em vibração e afrouxamento ou quebra do parafuso onde a força é maior. Isto protege o corpo do implante de complicações mais graves; mas, quando ocorre, os outros pilares do implante correm um risco maior de sobrecarga e complicação do que o implante agressor, porque resulta num cantilever e numa ampliação da carga.

As condições mais comuns sob o controlo do dentista que causam um pilar não retido para parafuso incluem uma superestrutura não passiva, cargas oclusais irregulares e fadiga do material. A superestrutura não passiva já foi abordada anteriormente. As cargas oclusais irregulares causam compressão repetida, e depois tensão, dos componentes do implante. Uma vez que o parafuso é um plano inclinado, a vibração contínua provoca o seu desenroscamento. Os métodos para diminuir este efeito incluem a pré-carga do parafuso, o desenho do parafuso, a localização da colocação do parafuso e a diminuição das forças de momento.[37]

A pré-carga do parafuso coloca os componentes sob tensão suficiente para criar um alongamento do material dentro do seu limite elástico. Como resultado, os componentes esticam e mantêm a fixação apesar da vibração e das forças externas. O alongamento do metal está relacionado com o módulo de elasticidade, que depende do tipo de material e da tensão por área. Assim, um parafuso de ouro tem um alongamento maior, mas uma resistência ao escoamento menor do que um parafuso feito de liga de titânio. Os parafusos de coping concebidos com cabeças cónicas (em vez de planas) devem ser evitados. A cabeça cónica distorce uma superestrutura não passiva, mas dá a aparência de um ajuste adequado. Uma força de binário de 10 newton/cm aplicada a um plano inclinado e a um parafuso pode distorcer uma superestrutura e resultar numa tensão significativa na região da crista óssea.[13]

RESUMO

Uma prótese aparafusada fixa-se ao pilar do implante com forças de compressão significativas (binário de 10 a 20 newtons/cm). O parafuso de coping não deve colocar forças de tensão, compressão ou cisalhamento na superestrutura. Para atingir o objetivo de uma superestrutura passiva, todos os aspectos da reconstrução da prótese devem ser tão precisos quanto possível, ou devem compensar-se mutuamente durante o processo. As variáveis são avaliadas na consulta de avaliação do molde. As variáveis de fabrico mais importantes para o clínico incluem a contração do material de moldagem e a deformação permanente, moldes de moldagem personalizados versus moldes de stock, variação entre fabricantes de peças análogas, expansão da pedra e do revestimento, contração do metal, contração do acrílico e da porcelana, soldadura e quantidade de força de torque de cada parafuso de coping depois

de o processo ter sido inicialmente verificado.[13]

CONCEPÇÃO E FABRICO DE PRÓTESES SOBRE IMPLANTES MAXILARES E MANDIBULARES

A profissão dentária e o público estão mais conscientes dos problemas associados a uma prótese mandibular completa do que a qualquer outra prótese dentária. A colocação de implantes melhora o suporte, a retenção e a estabilidade de uma sobredentadura. Como resultado, os pacientes estão muito dispostos a aceitar um plano de tratamento para uma sobredentadura mandibular com implantes.

Existe uma maior flexibilidade na posição do implante ou no fabrico da prótese com uma sobredentadura de implante mandibular e, como resultado, é também uma modalidade de tratamento ideal para iniciar uma curva de aprendizagem em implantologia dentária.[38] Por conseguinte, um dos tratamentos mais benéficos prestados aos pacientes é também uma das melhores introduções para um dentista na disciplina de implantologia. Em comparação, os implantes maxilares para overdentures não são utilizados com tanta frequência e são também mais difíceis de colocar e restaurar. O conceito de sobredentaduras suportadas por implantes mandibulares tem sido utilizado há muitos anos. Foram publicados relatórios de sucesso originalmente com implantes subperiostais mandibulares ou com implantes com carga imediata e forma de raiz estabilizada na mandíbula anterior.[38]

Uma maior consciencialização por parte da profissão e dos pacientes permite uma variedade de situações clínicas, densidades ósseas, biomecânica e desejos dos pacientes para restaurar um número cada vez maior de pacientes com sobredentaduras suportadas por implantes.[39]

À medida que a crista óssea reabsorve, os anexos musculares ficam nivelados com a crista edêntula.[13] Idealmente, os pacientes que têm dentes não recuperáveis devem ter a opção de incluir implantes para suportar a futura prótese. A prótese completa

tradicional pode ser apresentada como uma medida temporária para proporcionar

estética e função oral durante o tratamento com implantes.

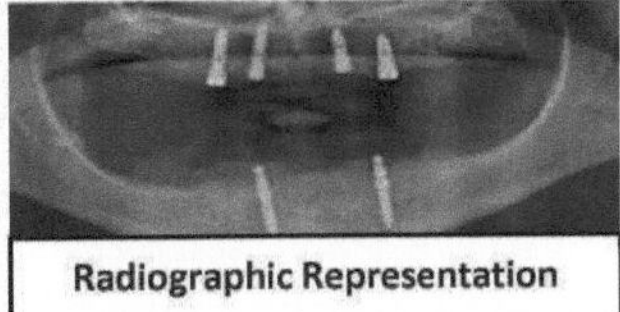

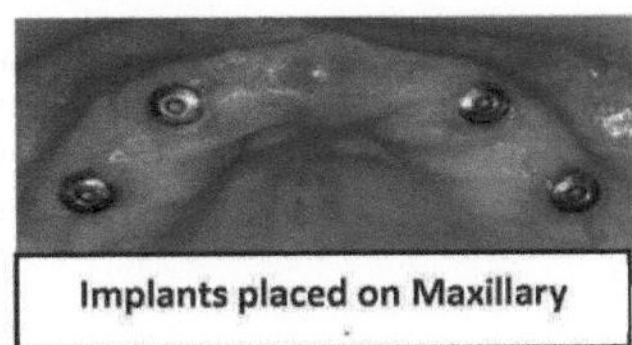

Para uma sobredentadura mandibular suportada por implantes, os implantes

podem ser colocados em locais específicos e planeados, e o seu número pode ser

determinado pelo médico restaurador e pelo doente. Além disso, os pilares dos

implantes da sobredentadura são saudáveis e rígidos e proporcionam um excelente

sistema de suporte.

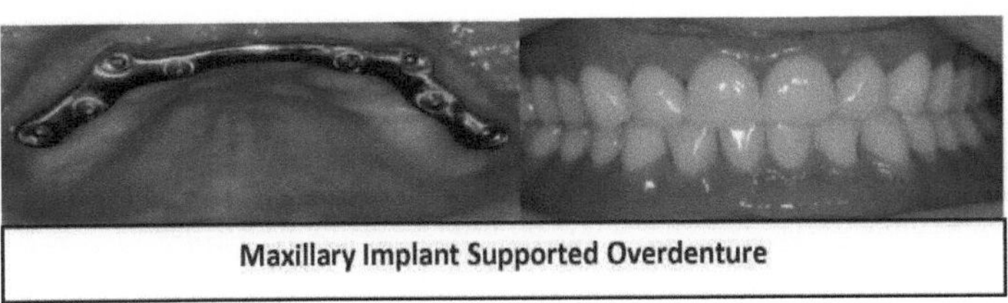

Como resultado, os benefícios e riscos relacionados com cada opção de

tratamento podem ser pré-determinados. O paciente obtém várias vantagens com

uma prótese suportada por implantes. A reabsorção óssea mínima do rebordo

residual anterior ocorre com a colocação de implantes. Após a extração dos dentes

mandibulares, ocorre uma perda óssea vertical média de 4 mm durante o primeiro ano após o tratamento. Esta perda óssea continua nos 25 anos seguintes, com a mandíbula a registar uma perda óssea vertical quatro vezes maior do que a maxila. O osso sob uma sobredentadura pode reabsorver apenas 0,6 mm verticalmente ao longo de 5 anos, e a reabsorção a longo prazo pode permanecer inferior a 0,05 mm por ano.[13]

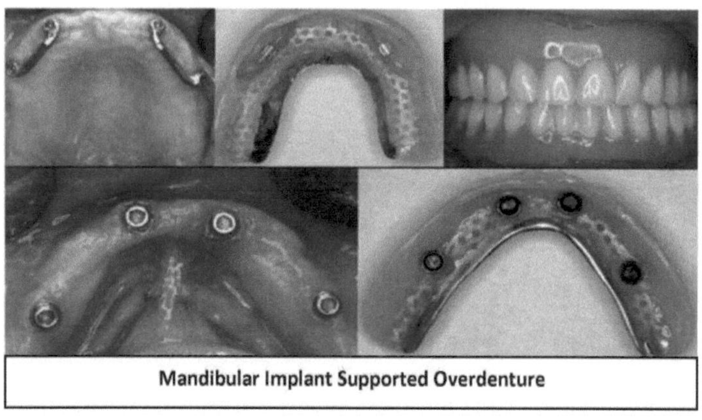

A perda óssea dita a aparência do terço inferior da face. Uma sobredentadura maxilar proporciona frequentemente um melhor suporte para os lábios e tecidos moles do rosto, em comparação com uma prótese fixa, porque o contorno da prótese não tem de se adaptar aos requisitos de higiene diária. As próteses dentárias também proporcionam uma substituição estética da dentição natural, que é mais difícil de recriar pelo técnico com restaurações de metal fundido em porcelana.

Os pilares dos implantes de sobredentadura são saudáveis e rígidos e proporcionam um excelente sistema de suporte. Como resultado, os benefícios e riscos relacionados com cada opção de tratamento podem ser pré-determinados. O paciente obtém várias vantagens com uma prótese suportada por implantes. A reabsorção óssea mínima do rebordo residual anterior ocorre com a colocação de implantes.

A mandíbula regista uma perda óssea vertical quatro vezes maior do que a maxila. O osso sob uma sobredentadura pode reabsorver apenas 0,6 mm verticalmente ao longo de 5 anos, e a reabsorção a longo prazo pode permanecer inferior a 0,05 mm por ano. 4[39,0]

A perda óssea dita a aparência do terço inferior da face. Uma sobredentadura maxilar proporciona frequentemente um melhor suporte para os lábios e tecidos moles da face em comparação com uma prótese fixa, porque o contorno da prótese não tem de se adaptar aos requisitos de higiene diária.

Uma sobredentadura suportada por implantes pode limitar os movimentos laterais e dirigir mais forças longitudinais. Uma prótese mandibular pode mover-se 10 mm durante a função. Nestas condições, os contactos oclusais específicos e o controlo das forças mastigatórias são quase impossíveis. Uma sobredentadura de implante proporciona estabilidade à prótese e o paciente consegue reproduzir consistentemente uma determinada oclusão cêntrica.[45]

A eficiência da mastigação com uma sobredentadura sobre implantes é melhorada em 20% em comparação com uma prótese total tradicional. Foram documentadas forças de mordida mais elevadas para overdentures mandibulares sobre implantes. A força oclusal máxima de um doente com dentaduras pode melhorar 300% com uma prótese suportada por implantes.[13] Se for fornecido um suporte de implante suficiente, a prótese resultante pode ser completamente suportada, retida e estabilizada pelo implante. A prótese completa mandibular move-se frequentemente durante os movimentos do maxilar mandibular durante a função e a fala. A contração dos músculos mentais, bucinadores ou milo-hióideos pode levantar a prótese do tecido mole. Como consequência, os dentes podem tocar durante a fala e provocar ruídos de estalido.

A estética de muitos pacientes edêntulos com perda óssea moderada a avançada é melhorada com uma sobredentadura em comparação com uma restauração fixa. O suporte de tecido mole para a aparência facial é frequentemente necessário para um paciente com implantes devido à perda óssea avançada, especialmente no maxilar. A papila interdentária e o tamanho dos dentes são mais fáceis de reproduzir ou controlar com uma sobredentadura.

Desvantagens das próteses sobre implantes

- A principal desvantagem de uma sobredentadura mandibular está relacionada com o desejo do doente, principalmente porque este não quer poder remover a prótese. Uma prótese fixa é muitas vezes percepcionada como uma parte real do corpo do paciente e, se o pedido principal de um paciente é não remover a prótese, uma sobredentadura suportada por implantes não satisfaria a necessidade psicológica deste paciente. O plano de tratamento da sobredentadura mandibular requer mais de 12 mm de espaço entre a crista óssea e o plano oclusal. Quando não existe espaço suficiente para a altura da coroa e a prótese é mais propensa à fadiga e fratura dos componentes, é mais difícil fabricar uma sobredentadura do que uma prótese fixa de porcelana para metal.

- O espaço mínimo de 12 mm para a altura da coroa proporciona um volume adequado de acrílico para resistir à fratura, espaço para assentar os dentes da prótese sem modificação e espaço para acessórios, barras, tecido mole e higiene. Na mandíbula, o tecido mole tem frequentemente 1 a 3 mm de espessura acima do osso, pelo que o plano oclusal para o tecido mole deve ter, pelo menos, 9 a 11 mm de altura. Uma osteoplastia para aumentar o espaço da altura da coroa antes da colocação de um implante ou de uma restauração fixa é frequentemente indicada quando a altura e a largura do osso são abundantes. Os utilizadores de sobredentaduras mandibulares incorrem frequentemente em maiores despesas a longo prazo do que os utilizadores de restaurações fixas. Os acessórios, como os O-rings ou clips, desgastam-se e têm de ser substituídos regularmente. As substituições parecem ser mais frequentes durante o primeiro ano, mas continuam a ser um passo de manutenção necessário.[13]

- Os dentes da prótese desgastam-se mais rapidamente com uma sobredentadura de implante do que com uma prótese tradicional, porque a força de mordida e a dinâmica mastigatória são melhoradas. É frequentemente necessário efetuar uma nova sobredentadura em incrementos de 5 a 7 anos devido ao desgaste dos dentes da prótese e às alterações do suporte dos tecidos moles. Por conseguinte, a educação do doente relativamente à necessidade de manutenção a longo prazo deve ser delineada no início da terapia com implantes. Uma das principais preocupações relativamente às sobredentaduras RP-5, em comparação com as RP-4 ou restaurações fixas, é a perda óssea contínua nas regiões posteriores.

- O osso posterior é reabsorvido mais rapidamente do que o osso anterior e as próteses de implantes com suporte de tecidos moles posteriores podem acelerar a reabsorção do osso posterior duas a três vezes mais rapidamente do que num utilizador de prótese completa. Em contraste, os pacientes que usaram próteses fixas suportadas por implantes não apresentaram perda óssea e ocorrências habituais de aposição óssea. Por conseguinte, o benefício a curto prazo da redução do custo pode ser compensado pela perda óssea acelerada, que é uma consideração primordial, especialmente nos doentes edêntulos mais jovens. Como discutido anteriormente, todas as sobredentaduras sobre implantes beneficiariam se fossem completamente suportadas por implantes, e a recomendação é considerar uma prótese RP-5 como um dispositivo provisório concebido para melhorar a função do doente. Estas próteses não devem ser consideradas como um resultado final para todos os pacientes. Em vez disso, uma avaliação regular do desempenho dos pacientes, juntamente com a educação do paciente, deve permitir a transformação para uma restauração RP-4. Além disso, os relatórios indicam que as sobredentaduras de implantes mandibulares podem causar uma síndrome semelhante a uma combinação, com aumento da folga, perda subjectiva de fi to e fratura da linha média da prótese superior. Embora ainda não tenha sido estabelecida como uma situação de causa e efeito, a condição também parece ser controlada pela escolha de um esquema oclusal correto. Um efeito secundário de uma sobredentadura mandibular é a impactação de alimentos. Os flanges da prótese não se estendem até ao pavimento da boca na posição de repouso (para eliminar os pontos dolorosos causados pela elevação do pavimento da boca durante a deglutição). No entanto, durante a ingestão, as partículas de alimentos migram e ficam retidas por baixo da prótese durante a deglutição. Verifica-se uma situação semelhante com uma prótese tradicional. No entanto, uma vez que uma prótese inferior "flutua" durante a função, os alimentos passam mais facilmente por baixo e saem, ao passo que a sobredentadura com implantes prende os restos de alimentos contra os implantes, as barras e os encaixes [44,45]

Movimentos de sobredentadura

As complicações mais comuns encontradas nas sobredentaduras sobre implantes mandibulares estão relacionadas com a falta de compreensão da retenção, suporte e estabilidade da prótese. Quando uma restauração fixa é fabricada sobre implantes, é rígida e os cantilevers ou cargas de compensação são claramente identificados. Raramente um profissional colocará uma restauração fixa de arcada completa sobre três implantes, especialmente com cantilevers excessivos devido ao posicionamento do implante. No entanto, três implantes anteriores com uma barra de ligação podem suportar um sistema de sobredentadura fixa apenas devido ao desenho ou colocação do encaixe. O médico restaurador pensa que a sobredentadura necessita de menos apoio, mas não se apercebe que uma sobredentadura que não se move durante a função é, na verdade, uma restauração fixa. Por conseguinte, uma sobredentadura sem movimento da prótese deve ser suportada por implantes em número, posição e desenho semelhantes aos das restaurações fixas. São utilizados muitos encaixes de precisão com diferentes amplitudes de movimento nas sobredentaduras com implantes.

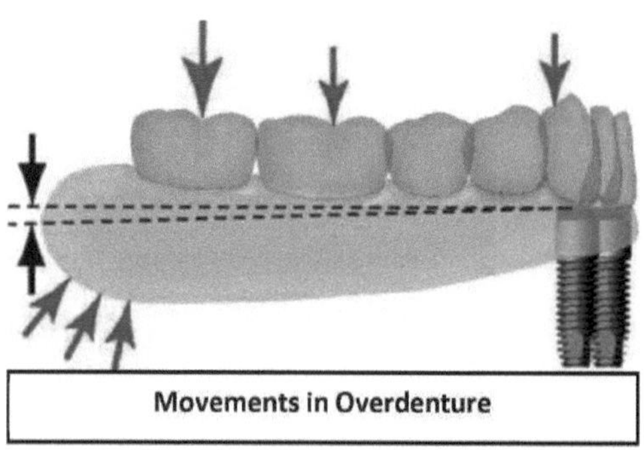

O movimento pode ocorrer em uma a seis direcções ou planos: oclusal, gengival, facial, lingual, mesial e distal. Um attachment tipo 2 move-se em dois planos, um attachment tipo 4 em quatro planos. No entanto, o movimento da sobredentadura resultante pode ser completamente diferente do proporcionado por attachments independentes e pode variar de uma a seis direcções, dependendo da posição e do número de attachments, mesmo quando se utiliza o mesmo tipo. Por conseguinte, o movimento do encaixe e da prótese são independentes um do outro e devem ser avaliados como tal.

Classificação do movimento da prótese

O sistema de classificação proposto pelo autor em 1985 avalia a direção do movimento da prótese suportada pelo implante, e não a amplitude global de movimento do encaixe individual; por conseguinte, a quantidade de movimento da prótese (PM) é a principal preocupação. Uma sobredentadura é, por definição, amovível, mas em termos funcionais a prótese pode não se mover. Se a prótese não tiver movimento durante a função, é designada por. PM-0 e requer um suporte de implante semelhante a uma prótese fixa.

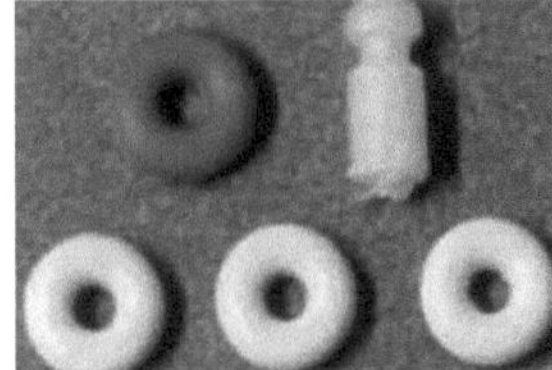

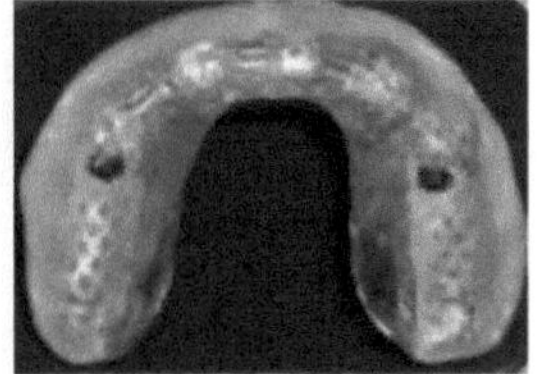

Uma prótese com um movimento de dobradiça é a PM-2, e uma prótese com um movimento apical e de dobradiça é a PM-3. Uma PM-4 permite o movimento em quatro direcções, e a PM-6 tem todas as gamas de movimento da prótese. O dentista avalia o movimento da prótese quando assenta a restauração. Se a prótese for rígida quando colocada, mas puder ser removida, o movimento da prótese é rotulado como PM-0, independentemente dos encaixes utilizados. Por exemplo, os O-rings podem proporcionar movimento em seis direcções diferentes. Mas se forem colocados quatro O-rings ao longo de uma barra de arcada completa, e a prótese assentar na barra, a situação pode resultar numa restauração PM-0.

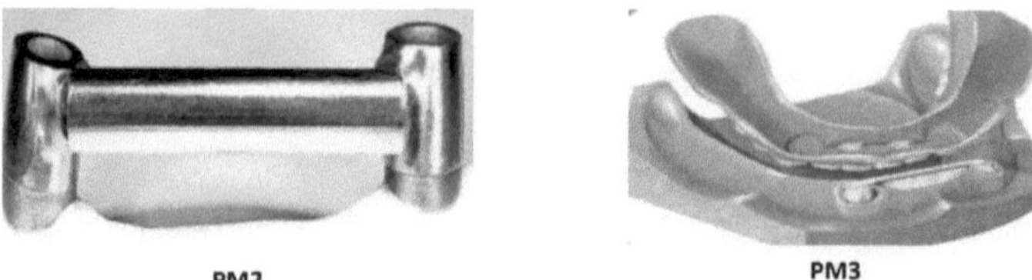

PM2   PM3

Um movimento de prótese tipo dobradiça permite o movimento em dois planos (PM-2) e, na maioria das vezes, utiliza um acessório tipo dobradiça. Por exemplo, a barra Dolder e a pinça sem espaçador ou a barra Hader e a pinça são as fixações tipo dobradiça mais utilizadas. A barra Dolder tem uma secção transversal em forma de ovo e a barra Hader é redonda. Um clipe de fixação pode rodar diretamente na barra Dolder.[46,47,48]

Uma barra Hader é mais flexível porque as barras redondas flexionam à potência de 4 relacionada com a distância e outras formas de barra flexionam à potência de 3. Como resultado, é frequentemente adicionado um avental ao lado do tecido da barra Hader para limitar a flexão do metal, o que pode contribuir para pilares não retidos ou fratura da barra. Deve notar-se que, para que estes sistemas funcionem eficientemente, a fixação da dobradiça tem de ser perpendicular ao eixo de rotação da prótese, pelo que o movimento da prótese também será em dois planos (ou seja, PM-2). Se a barra Hader ou Dolder estiver num ângulo ou paralela à direção de rotação desejada, a prótese é mais rígida e pode assemelhar-se a um sistema PM-0.

Uma secção transversal do sistema de barra e clipe Hader revela que o avental, através do qual o sistema ganha força em comparação com um design de barra redonda, também limita a amplitude de rotação do clipe (e da prótese) em torno do fulcro a 20 graus, transformando assim a prótese e a barra num conjunto mais rígido. Por conseguinte, o sistema de barra e clipe Hader pode ser utilizado para uma PM-2 quando as formas do rebordo posterior são favoráveis e o tecido mole é suficientemente firme para limitar a rotação da prótese. Um sistema de barra-clipe Hader é um acessório ideal de baixo perfil para uma prótese RP-4, com PM-0. Normalmente, estes clips são colocados na barra em diferentes planos à volta da arcada.

Uma barra Dolder e um espaçador são desejáveis quando é necessária uma maior amplitude de movimento para ter em conta uma anatomia de crista mais pobre. Um sistema de fixação que permite o movimento apical e um movimento de dobradiça é chamado de sistema tipo 3. Por exemplo, uma barra Dolder com espaçador e clip foi concebida para três planos de movimento. Um espaçador pode ser adicionado à superfície oclusal da barra Dolder em forma de ovo durante o processamento da fixação do clip. O clip de retenção não encaixa na parte superior da barra quando o espaçador é removido. Como resultado, a prótese removível pode mover-se para baixo em direção ao clip e depois rodar à volta da barra. A barra e o clip também devem ser perpendiculares à direção de rotação da prótese para permitir um movimento PM-3. Quando não é incluído um clip para melhorar a rotação da prótese, é criado um sistema mais rígido (ou seja, PM-2).

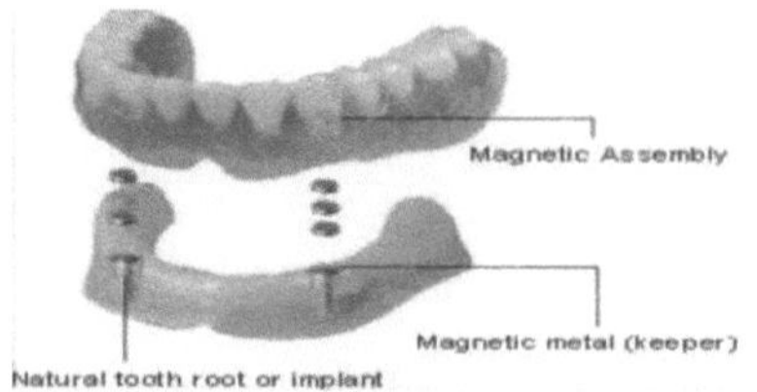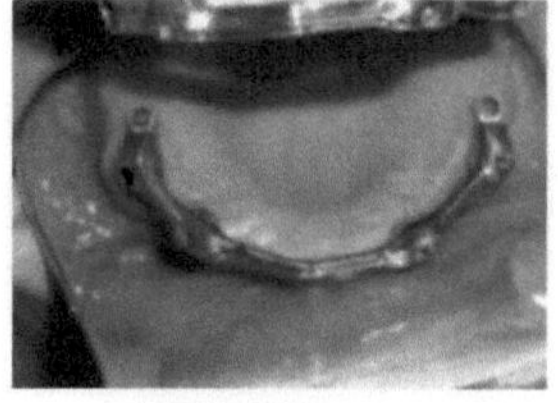

PM4

PM6

Uma restauração PM-4 raramente é criada com um sistema de sobredentadura. Os sistemas de fixação de sobredentadura tipo 4 permitem uma gama de movimentos (ou seja, nas direcções mesial, distal, facial e lingual) e a restauração pode ser removida. Os ímanes são o sistema de fixação de implantes mais comum, permitindo uma PM-4. Uma vantagem é o facto de não exercerem praticamente nenhuma força lateral sobre os implantes.

No entanto, os implantes têm normalmente de ser independentes uns dos outros para que esta amplitude de movimento ocorra. Se uma superestrutura ligar os implantes, a amplitude de movimento da prótese diminui. Os ímanes independentes proporcionam uma excelente retenção, mas frequentemente uma fraca estabilidade da prótese. Apesar de terem sido alcançadas grandes melhorias nas suas caraterísticas de tamanho e retenção desde a sua introdução na medicina dentária, os ímanes ainda são frequentemente afectados por problemas de corrosão a longo prazo. Um O-ring ou um acessório resiliente extracoronal pode corresponder a seis direcções de movimento. No entanto, os implantes normalmente precisam de permanecer independentes (não ligados a uma barra) para permitir uma gama de movimentos PM-6. Uma barra de superestrutura limita o movimento da prótese, dependendo do seu desenho. É necessário um maior espaço interarcos e são aplicadas maiores forças contra o sistema de suporte de um O-ring, porque o componente vertical de rotação para este acessório estende-se cerca de 5 mm acima do implante.[13]

Seleção do tamanho do implante mandibular

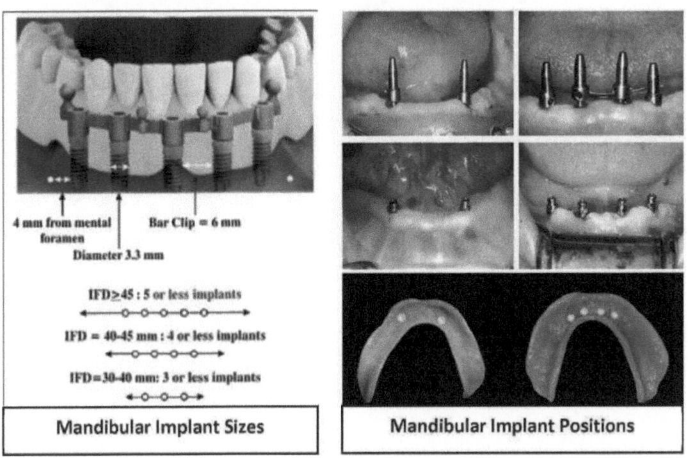

A retenção anterior e a estabilidade de uma sobredentadura oferecem várias vantagens. A maior altura disponível de osso está localizada na mandíbula anterior, entre os forames mentais. Esta região também apresenta normalmente uma densidade óssea óptima para o suporte do implante. Para além disso, as sobredentaduras com movimento posterior (RP-5) têm melhor aceitação do que as restaurações removíveis com movimento anterior. Um axioma no desenho de próteses parciais removíveis é obter um suporte protético rígido na região anterior. Quando a prótese tem um mau apoio anterior e um bom apoio posterior, balança para a frente e para trás.

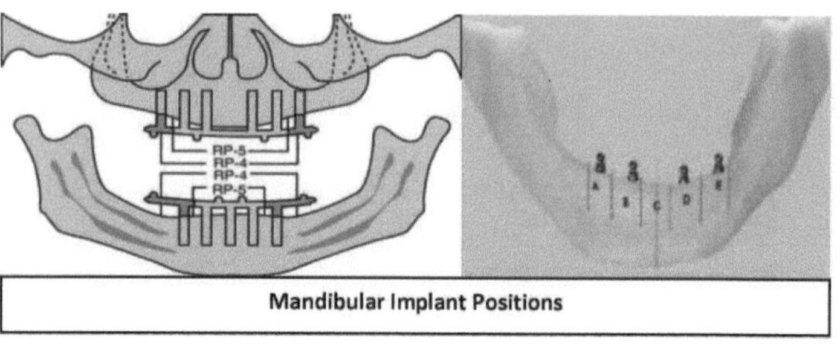

Esta ação de balanço aplica um binário aos pilares e aumenta a tensão nos componentes da sobredentadura e na interface osso-implante. Por conseguinte, as forças anteriores devem ser resistidas por implantes ou barras, enquanto que as forças posteriores podem ser direcionadas para uma área de tecido mole, como a plataforma vestibular mandibular. Por conseguinte, as opções de tratamento de sobredentaduras com implantes apresentadas foram concebidas para a colocação de implantes anteriores.

O osso disponível na mandíbula anterior está dividido em cinco colunas iguais de osso que servem como potenciais locais de implante, designadas por A, B, C, D e E, começando pelo lado direito do doente. [13] Independentemente da opção de tratamento a ser executada, todos os cinco locais de implante são mapeados no momento do planeamento do tratamento e da cirurgia. Desta forma, o doente tem sempre a opção de obter suporte de implante adicional no futuro. Por exemplo, um doente pode receber um suporte adequado para uma sobredentadura de implante com quatro implantes. No entanto, se o doente desejar uma prótese fixa no futuro, estes quatro implantes podem ficar aquém dos novos requisitos. Se o cirurgião de implantes não tiver planeado um local de implante adicional na cirurgia inicial e, em vez disso, tiver colocado os quatro implantes a uma distância igual, o espaço adicional pode não estar disponível sem remover um dos implantes actuais. Para além disso, um doente pode desejar uma restauração totalmente suportada por implantes como uma RP-4 ou uma prótese fixa, mas não pode pagar o tratamento de uma só vez. Podem ser fornecidos agora três implantes nas posições A, C e E e uma sobredentadura, e mais tarde podem ser adicionados dois implantes nas posições B e D e pode ser fabricada uma sobredentadura completamente suportada por implantes ou uma restauração fixa.[13]

Se ocorrer uma complicação no implante, os locais de opção pré-selecionados permitem procedimentos corretivos. Se tiverem sido colocados implantes nas posições A, B, D e E, e um implante não conseguir uma fixação rígida, o implante falhado pode ser removido e um implante adicional colocado na posição C ao mesmo tempo. Isto poupa uma cirurgia adicional e elimina o tempo necessário para a cicatrização óssea antes de outro implante poder ser reinserido.

<u>**Opções de tratamento de sobredentadura**</u>

Mandibular Overdenture Treatment Options		
OPTION	DESCRIPTION	REMOVABLE PROSTHESIS TYPE 5
OD-1	Implants in the B and D positions independent of each other	Ideal denture Ideal anterior and posterior ridge form Cost is a major factor Retention only PM-6
OD-2	Implants in the B and D positions, rigidly joined by a bar	Ideal posterior ridge form Ideal denture Cost is a major factor Retention and minor stability PM-3 to PM-6
OD-3A	Implants in the A, C, and E positions, ridgidly joined by a bar if posterior ridge form is good	Ideal posterior ridge form Ideal denture Retention and moderate stability PM-2 to PM-6 (two-legged chair)
OD-3B	Implants in the B, C, and D positions, joined by a rigid bar when posterior ridge form is poor	Division C–h anterior bone volume Poor posterior ridge form Retention and minor stability PM-3 to PM-6
OD-4	Implants in A, B, D, and E positions, rigidly joined by a bar cantilevered distally about 10 mm	Patient desires greater retention, major stability, and support PM-2 to PM-6 (three-legged chair)
OD-5	Implants in the A, B, C, D, and E positions, rigidly joined by a bar cantilevered distally about 15 mm	Patient has high demands or desires Retention, stability, and support PM-0 (four-legged chair)

Em 1985, o autor apresentou cinco opções de tratamento organizadas para overdentures mandibulares suportadas por implantes em pacientes completamente desdentados. As opções de tratamento variam desde o suporte primário de tecidos moles e retenção de implantes (RP-5) até uma prótese completamente suportada por implantes (RP-4) com estabilidade rígida.

As opções são mais seguras para reduzir o risco de fracasso ou complicações de perda óssea e afrouxamento da superestrutura. As opções de tratamento inicial são apresentadas para pacientes completamente desdentados com osso anterior da Divisão A (abundante) ou B (suficiente), tratados com implantes de forma de raiz anterior da Divisão A com 4 mm ou mais de diâmetro. Também são discutidas as modificações relacionadas com o suporte do rebordo posterior e a forma da arcada.

Após estas condições padronizadas, são apresentadas condições de volume ósseo anterior de atrofia moderada (Divisão C menos altura [C-h]). O dentista avalia as próteses existentes do doente relativamente ao suporte, retenção e estabilidade. O suporte está relacionado com a resistência à carga oclusal. A retenção descreve a resistência da prótese ao movimento para longe dos tecidos. A estabilidade é o critério de resistência lateral. As queixas, a anatomia, os desejos e o compromisso financeiro do doente determinam a quantidade de suporte, retenção e estabilidade do implante necessária para abordar estas condições de forma previsível. A quantidade de resistência fornecida nas sobredentaduras sobre implantes está relacionada com o número e a posição dos implantes. Deve-se enfatizar que a maioria das sobredentaduras mandibulares deve ser projectada para resultar eventualmente numa prótese RP-4.

Opção 1 de sobredentadura

A primeira opção de tratamento para overdentures mandibulares (OD-1) é indicada principalmente quando o custo é o fator mais significativo para o paciente. No entanto, os desejos do paciente também devem ser mínimos e o volume ósseo deve ser abundante (Divisão A ou B). A forma do rebordo posterior deve ser uma forma de U invertido, com paredes paralelas altas para condições anatómicas boas a excelentes para a prótese convencional, suporte e estabilidade. O problema associado à prótese existente relaciona-se principalmente com a quantidade de retenção. Nestas condições, podem ser inseridos dois implantes nas posições B e D. Os implantes permanecem independentes um do outro e não estão ligados a uma superestrutura. O tipo de fixação mais comum utilizado em OD-1 é um design de O-ring, e o movimento da prótese deve ser o mais prático possível.

O posicionamento dos implantes nas posições B e D é uma opção protética muito melhor em OD-1 do que o posicionamento nas regiões A e E. Os pacientes da Classe 1 de Kennedy com extensões distais bilaterais e dentes anteriores em falta são frequentemente restaurados com uma prótese fixa anterior e uma prótese parcial amovível da Classe 1. Isto elimina as alavancas de balanço desfavoráveis que existem quando os dentes da prótese de substituição estão anteriores à linha de fulcro. Se restarem apenas dois caninos naturais, pode ser colocada uma barra de tecido transversal à arcada para obter uma distribuição favorável das forças na região anterior. Da mesma forma, os implantes independentes nas posições A e E permitem uma maior amplitude de oscilação da restauração em comparação com os implantes nas regiões B e D. Quando se utilizam implantes B e D, o movimento anterior da prótese é reduzido, e a prótese pode mesmo atuar como uma tala para os dois implantes durante as forças de mordedura anteriores, diminuindo assim parte do stress em cada implante. No entanto, a maioria das situações não permite que a prótese actue como uma verdadeira tala, porque um encaixe de alívio de tensão permite o movimento em qualquer plano. Como resultado, apenas um implante é carregado de cada vez na maioria das situações. A estabilidade e o suporte da prótese são obtidos principalmente a partir da anatomia da mandíbula e do desenho da prótese, que é semelhante a uma dentadura completa. O mecanismo de suporte do implante é fraco porque o alívio da tensão é permitido em qualquer plano. A principal vantagem do paciente com a OD-1 é o custo. A restauração existente pode muitas vezes ser adaptada com um procedimento intra-oral de rebase e pickup à volta dos implantes e dos encaixes. As indicações adicionais são quando a forma da arcada é consideravelmente afunilada, de tal forma que uma barra de ligação ficaria demasiado em cantilever para a face ou interferiria com a fala e a mastigação se fosse demasiado lingual. Os procedimentos de higiene também são facilitados com encaixes de bola independentes. As desvantagens do OD-1 estão relacionadas com o seu suporte e estabilidade relativamente fracos do implante, em comparação com as outras opções (que têm barras de ligação), devido à natureza independente dos implantes. As outras desvantagens da OD-1 estão relacionadas com o aumento das consultas de manutenção protética. Para que a restauração seja inserida e funcione de forma ideal, os dois implantes devem estar paralelos entre si, perpendiculares ao plano oclusal, à mesma altura horizontal (paralelos ao plano oclusal) e à mesma distância da linha média. Se um implante não estiver paralelo ao outro, a prótese desgastar-se-á mais rapidamente devido à maior deslocação durante a inserção e remoção do que o outro. Se a diferença de angulação for grave, a prótese pode não encaixar num dos encaixes. Os implantes também devem ser perpendiculares ao plano oclusal. Uma vez que o objetivo é permitir que as regiões posteriores da sobredentadura balancem para baixo e carreguem o tecido mole sobre as prateleiras vestibulares mandibulares para suporte, a rotação da dobradiça deve estar a 90 graus em relação ao percurso de rotação. Para além disso, uma vez que apenas dois implantes sustentam a carga oclusal durante a função ou parafunção, é ideal minimizar as forças exercidas sobre os componentes do implante e a crista óssea, colocando-os no eixo longo do corpo do implante e perpendicularmente ao plano oclusal. Os dois implantes independentes devem ser posicionados à mesma altura oclusal, paralelamente ao plano oclusal. Se um implante for mais alto do que o outro, a prótese desprender-se-á do implante inferior durante a função e rodará principalmente sobre o implante superior. Esta situação irá acelerar o desgaste do O-ring ou da fixação no implante inferior. Além disso, como o implante superior recebe a maior parte da carga oclusal, pode ocorrer um risco acrescido de complicações, incluindo o afrouxamento do parafuso do pilar, a perda de crista óssea e a falha do implante. Os implantes devem estar à mesma distância da linha média. Se um implante for mais distal (mais afastado da linha média), servirá como ponto de rotação primário ou fulcro quando o doente ocluir nos segmentos posteriores. Como tal, a fixação do implante mais medial irá desgastar-se mais rapidamente e o implante mais distal irá receber uma maior carga oclusal. Como consequência dos riscos adicionais de manutenção, os implantes independentes devem ser utilizados com menos frequência do que os implantes unidos com uma barra. Os encaixes numa barra de ligação podem ser colocados pelo laboratório em planos horizontais, verticais e axiais semelhantes muito mais facilmente do que o cirurgião que coloca os implantes. O OD-1 é utilizado como uma opção de tratamento quando os pacientes compreendem que o suporte de implante adicional é benéfico, mas as restrições financeiras exigem um período de transição de alguns anos antes de colocar implantes adicionais. O objetivo seguinte no plano de tratamento é converter os pacientes OD-1 para uma prótese RP-5 com mais apoio e estabilidade antes da perda do osso posterior na mandíbula atrás da foramina. Assim que o doente puder pagar mais dois implantes, estes devem ser colocados na posição A e E, e todos os quatro implantes ABDE devem ser ligados com uma barra que pode ser colocada em cantilever para ajudar a reduzir a perda óssea posterior (OD-4). Se a altura e largura do osso distal a um forame mental forem adequadas, os implantes adicionais podem ser posicionados numa das regiões do primeiro molar. Este plano ajudará a manter o osso posterior, limitará o cantilever a apenas um lado e melhorará consideravelmente a distância ântero-posterior (A-P spread) entre os implantes, permitindo uma restauração RP-4.[13]

Opção 2 de sobredentadura

A segunda opção de tratamento para uma sobredentadura mandibular (OD-2) é selecionada como opção inicial mais frequentemente do que a OD-1. Os implantes são posicionados nas localizações B e D e são unidos com uma barra de superestrutura sem qualquer cantilever distal (Figura 14-10). São exercidas forças de carga reduzidas em dois implantes anteriores quando esplintados com uma barra, em comparação com implantes individuais.86-89 A barra foi concebida para posicionar os acessórios a uma distância igual da linha média, paralelos entre si, à mesma altura oclusal e numa angulação semelhante para proporcionar uma retenção adicional. Os dois implantes esplintados não devem estar nas posições A e E . Existem muitas razões pelas quais dois implantes colocados nas posições A e E não devem ser unidos. Uma vez que estes implantes são colocados imediatamente antes do foraminae mental, estão normalmente nas posições dos primeiros pré-molares. Isto resulta numa forma de arco curvo anterior aos locais dos implantes e é uma extensão demasiado longa relativamente à carga oclusal e à flexibilidade da barra metálica. A superestrutura que segue a curva anterior da arcada resulta num melhor contorno lingual da restauração. No entanto, a curva corresponde a um aumento do comprimento e a uma flexibilidade ainda maior da superestrutura. Devido ao facto de a barra se encontrar por baixo dos dentes anteriores, mas anterior aos implantes, também é criado um maior momento de força. O sistema de fixação da prótese à superestrutura também pode ficar comprometido se forem utilizados clips para a retenção. Os clips devem ser perpendiculares à trajetória de rotação, mas uma barra curva coloca frequentemente os clips mais perto dos implantes e impede a rotação da prótese. Se a prótese se apoiar contra os lados da barra curva, o movimento da prótese pode ser reduzido para PM-0. Isto coloca uma carga lateral muito maior no sistema de implantes. As barras que seguem numa direção tangencial não permitem a rotação sem fricção da prótese em torno do fulcro. É exercida uma carga de torção excessiva sobre os implantes e a barra, resultando no afrouxamento do parafuso ou na perda de crista óssea. A distância entre os implantes A e E representa aproximadamente um intervalo de seis dentes.

A flexibilidade da superestrutura está relacionada com o comprimento. Como resultado, observa-se cinco vezes mais flexão do que se os implantes estivessem nas localizações B e D.89 O aumento do movimento da superestrutura pode resultar no afrouxamento dos parafusos de coping. Depois de isto ocorrer, o implante remanescente recebe um aumento dramático no momento de forças do braço de alavanca longo da superestrutura. Este aumento de força pode resultar em perda óssea, mobilidade do implante e possível fratura de um componente do implante. A distância ideal entre os implantes situa-se no intervalo de 14 a 16 mm ou nas posições B e D. No entanto, os implantes colocados demasiado perto uns dos outros resultarão numa redução da estabilidade da prótese durante a função. Outro problema da união dos implantes A e E é a posição sagital da superestrutura. Se a barra for reta e não dobrada para seguir a arcada, ocupa uma posição lingual em relação à arcada. O bordo lingual da prótese estende-se então até 10 mm mais lingualmente e 7 mm mais verticalmente para acomodar o acessório, que é ligado sobre a superestrutura. Uma vez que os dentes estão colocados sobre ou são anteriores à crista do rebordo, anteriores à barra da superestrutura, a rotação e a inclinação da restauração são mais prevalecentes.

O momento de força numa barra reta que liga implantes nas posições A e E é duas vezes superior ao dos implantes nas posições B e D.89 Os implantes esplintados nas posições A e E têm uma maior carga potencial por área de superfície em comparação com os implantes nas regiões B e D. A força de mordida aumenta em direção aos aspectos posteriores da boca. Consequentemente, também está presente uma maior carga vertical, com tensões acrescidas quando os implantes são colocados nas posições A e E. As posições A e E dão mais estabilidade lateral à prótese do que as posições B e D. No entanto, apenas dois implantes resistem a esta carga lateral. Em contrapartida, as posições B e D aumentam o movimento lateral da prótese, o que constitui uma desvantagem para o paciente, mas o posicionamento também diminui as forças laterais sobre os implantes. Como resultado destas muitas desvantagens, a colocação de dois implantes nas posições A e E é fortemente desaconselhada. Se o cirurgião inserir inadvertidamente os implantes nas posições A e E, existem duas opções. A primeira é colocar pelo menos um implante adicional, normalmente na posição C. A segunda é deixar os implantes independentes com anéis em O. Com a segunda opção, a forma anatómica do rebordo deve ser boa a excelente, e a sobredentadura deve ter um excelente suporte e retenção, independentemente dos implantes. Os dois implantes não devem ser colocados em splints para reduzir as complicações, uma vez que estão demasiado afastados. As sobredentaduras de dois implantes não são indicadas em osso C-h ou D e não são indicadas quando se opõem a dentes naturais. O aumento da altura da coroa e a pior forma da crista posterior ou o aumento das forças de mordida colocam tensões adicionais no sistema de implantes e aumentam as complicações. Devem ser utilizados implantes adicionais para diminuir os riscos do implante e da prótese. O comprimento do vão edêntulo, a posição da barra de ligação, a flexão do vão metálico e as forças nos pilares criam um risco considerável nesta opção de tratamento. Em vez disso, as posições dos implantes B e D estão mais próximas das posições dos caninos e são muito mais adequadas para as diretrizes protéticas e de força. Os critérios de seleção de pacientes para tratamentos OD-2 incluem o seguinte:

As condições anatómicas para uma prótese tradicional são boas a excelentes. A forma da crista posterior é uma forma de U invertido e proporciona um suporte e estabilidade lateral bons a excelentes.

As queixas do paciente são mínimas e estão relacionadas principalmente com a retenção. O doente necessita de uma nova prótese e está disposto a investir um pouco mais de tempo e dinheiro do que o doente com a opção OD-1. Quando o doente não consegue colocar implantes adicionais num curto espaço de tempo (dentro de 3 anos), a OD-2 é mais segura do que uma abordagem de implantes independentes OD-1. Algumas desvantagens dos tratamentos OD-2 em comparação com o OD-1 são a possível hiperplasia dos tecidos sob a barra, uma higiene mais difícil sob a barra e uma opção de tratamento inicial mais dispendiosa (devido à inclusão de uma barra e de elementos de retenção).[41,42]

Opção de sobredentadura 3

São colocados três implantes de forma radicular nas posições A, C e E para a terceira opção de tratamento de sobredentadura (OD-3). Uma barra de superestrutura liga os implantes, mas sem cantilever distal. As vantagens de esplintar os implantes A, C e E em comparação com os implantes nas posições B e D são muitas. O implante adicional proporciona uma redução de seis vezes na flexão da superestrutura e limita as consequências. Para além disso, o afrouxamento dos parafusos ocorre com menos frequência, porque três parafusos de cobertura retêm a superestrutura em vez de dois. As forças de reação do implante são reduzidas com um terceiro implante, em comparação com dois implantes. A maior área de superfície do implante em relação ao osso permite uma melhor distribuição das forças. O risco de afrouxamento do pilar ou do parafuso da coifa é ainda mais reduzido porque os factores de força são menores. Três locais permucosos distribuem as tensões de forma mais eficiente e minimizam a perda de osso da crista. Uma vez que a crista óssea é a primeira região do osso a ser afetada, isto representa uma grande vantagem.

A redução do momento máximo de força é duas vezes maior com um sistema de três implantes em comparação com dois implantes nas regiões A e E. Os implantes esplintados nas posições A, C e E não devem formar uma linha reta. O implante C é anterior aos implantes A e E mais distais e está diretamente sob a posição do cíngulo dos dentes da prótese. A restauração beneficia da carga oclusal direta para o suporte do implante na arcada anterior. Quando existem mais de dois implantes na mandíbula anterior, pode ser estabelecido um sistema de suporte em tripé. Para determinar este benefício, a distal dos implantes mais posteriores de cada lado é ligada com uma linha reta. A distância entre esta linha e a posição perpendicular do implante central é designada por A-P spread. Quanto maior for esta dimensão, mais estáveis do ponto de vista biomecânico são os implantes quando unidos por talas. Quanto maior for a distância A-P dos implantes A, C e E, maior será a vantagem biomecânica da barra para reduzir a tensão no implante e melhor será a estabilidade lateral da barra do implante e do sistema de sobredentadura. A rotação da prótese também pode ser mais limitada em comparação com as OD-1 e OD-2. Por conseguinte, o terceiro implante para a OD-3 é uma vantagem considerável para o paciente desdentado mandibular.

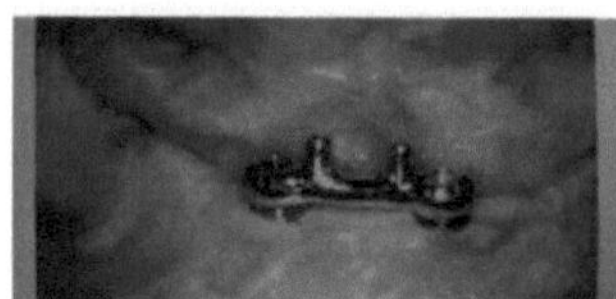

Overdenture implant (OD-2)
at B and D positions.

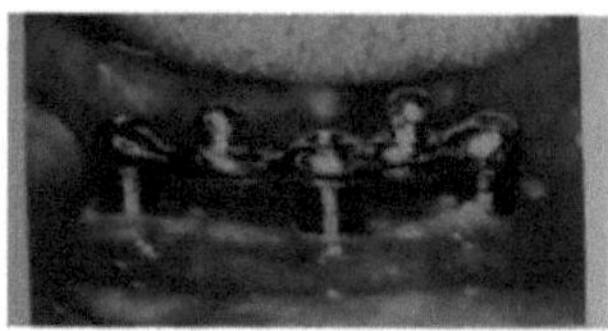

Overdenture implant (OD-3)
at A, C and E positions.

Esta é normalmente a primeira opção de tratamento para um doente com queixas mínimas que se preocupa principalmente com a retenção e a estabilidade anterior quando o custo é um fator moderado. A forma do rebordo posterior determina a extensão do rebordo lingual posterior da prótese, o que limita o movimento lateral da restauração. Se a forma do rebordo anterior e posterior for favorável (Divisões A ou B), os implantes são colocados nas áreas A, C e E, e está disponível uma vasta gama de encaixes. Se a forma do rebordo posterior for fraca (Divisão C-h), a falta de estabilidade lateral coloca forças adicionais nos implantes anteriores. Os implantes são então melhor colocados na posição BCD para permitir uma maior liberdade de movimento da prótese. Quanto maior for o stress no sistema, maior será o movimento da prótese/alívio do stress indicado. Isto aumenta o movimento posterior da restauração, mas diminui a quantidade de tensão colocada nos implantes e na barra aparafusada. O movimento da prótese para três implantes com osso posterior C-h deve ser maior para minimizar as forças sobre os implantes e o sistema de retenção da barra. Se o doente com uma forma de crista posterior deficiente necessitar de mais estabilidade, estão indicados mais de três implantes. Nas mandíbulas posteriores da Divisão D, são indicados cinco implantes anteriores para suportar a restauração. Quando o doente pode pagar implantes adicionais aos que se encontram nas posições A, C e E, a próxima colocação de implantes é nas posições B e D quando o osso posterior é inadequado para os implantes (C-h). Quando o osso posterior permite, os dois novos implantes são posicionados com um numa região molar e o outro inserido na posição B ou D contralateral.

Opção de sobredentadura 4

Na quarta opção de sobredentadura mandibular (OD-4), são colocados quatro implantes nas posições A, B, D e E. Estes implantes fornecem normalmente suporte suficiente para incluir um cantilever distal de até 10 mm de cada lado, se os factores de tensão forem baixos. A superestrutura em cantilever é uma caraterística da opção de tratamento com quatro ou mais implantes por três razões: A primeira está relacionada com o aumento do suporte do implante em comparação com as opções OD-1 a OD-3. A segunda é que a posição biomecânica dos implantes esplintados é melhorada numa forma de arcada ovoide ou cónica em comparação com OD-1 ou OD-2. A terceira está relacionada com a retenção adicional fornecida para a barra da superestrutura, que limita o risco de afrouxamento do parafuso e outras complicações relacionadas com as restaurações em cantilever. Ao considerar um cantilever distal para uma barra de sobredentadura mandibular, a posição do implante é o principal fator determinante local. Os cantilevers podem ser comparados com uma alavanca de classe 1 em termos mecânicos. O implante mais distal de cada lado actua como um fulcro quando são aplicadas forças oclusais ao cantilever distal. Por conseguinte, a quantidade de força oclusal é ampliada pelo comprimento do cantilever, que actua como uma alavanca. Por exemplo, uma carga de 25 lb num cantilever de 10 mm resulta num momento de força de 250 lb. Este momento de força é resistido pelo comprimento da barra anterior ao fulcro. Assim, se os dois implantes anteriores estiverem a 10 mm do fulcro (implantes distais), o efeito do cantilever posterior é contrariado. Se os implantes estiverem a 5 mm de distância, a vantagem mecânica da alavanca é o cantilever de 10 mm dividido pela distância A-P de 5 mm, que é igual a.[2]

Uma força distal de 25 lb é ampliada para 50 lb para o implante anterior e 75 lb (50 + 25 = 75) para o implante distal (fulcro). A forma do arco mandibular pode ser quadrada, cónica ou ovoide. As formas de arco quadrado limitam a expansão A-P entre implantes e podem não ser capazes de contrariar o efeito de um cantilever distal. Por conseguinte, raramente são concebidos cantilevers distais para formas de arcada quadrada. Numa forma de arcada cónica, a distância A-P entre os implantes nas posições AE e DB é maior e, por conseguinte, permite um cantilever distal mais longo. Este spread A-P é frequentemente de 10 mm e, por conseguinte, permite frequentemente um cantilever até 10 mm a partir das posições A e E. Numa arcada ovoide, que é a mais comum, a distância A-P entre AE e BD é normalmente de 8 mm. Por conseguinte, o cantilever pode ter até 8 mm de comprimento distalmente a partir dos implantes A e E. A dispersão A-P é apenas um fator para determinar o comprimento do cantilever. Quando os factores de tensão, como as forças de oclusão, são maiores, o cantilever diminui. Quando a altura da coroa é duplicada, as forças de momento são duplicadas. Por conseguinte, em condições ideais de baixa força (altura da coroa inferior a 15 mm, sem parafunção, mulheres idosas, prótese maxilar oposta), o cantilever pode ser até 1,5 vezes a extensão A-P para sobredentaduras OD-4. As indicações do doente para esta OD-4 incluem uma anatomia posterior moderada a fraca que causa uma falta de retenção e estabilidade, abrasões dos tecidos moles e dificuldade na fala. A mandíbula posterior edêntula reabsorve-se quatro vezes mais depressa do que a mandíbula anterior. Na mandíbula posterior C-h, as cristas oblíqua externa e milo-hióidea são altas e correspondem frequentemente à crista da crista residual. Por conseguinte, as ligações musculares encontram-se na crista da crista. As queixas e desejos do paciente são mais exigentes do que as opções de tratamento anteriores. A prótese

OD-4 é indicada para obter uma maior estabilidade e uma gama mais limitada de movimentos da prótese. Os encaixes da sobredentadura são frequentemente colocados nos cantilevers distais com um encaixe O-ring na linha média. A prótese continua a ser RP-5, mas com o menor suporte de tecido mole de todos os desenhos RP-5. A fixação anterior deve permitir o movimento vertical para que o aspeto distal da prótese possa rodar em direção ao tecido. Os clips, que permitem a rotação, são difíceis de utilizar em superestruturas em consola. Para permitir o movimento, o clip deve ser colocado perpendicularmente à trajetória de rotação e não ao longo da barra em consola, onde a sua única função é a retenção. O paciente beneficia dos quatro implantes devido a um maior suporte da carga oclusal e à estabilidade lateral da prótese. A prótese carrega apenas o tecido mole sobre os primeiros e segundos molares e as regiões da almofada retromolar. Por conseguinte, a quantidade de força oclusal é reduzida porque a barra não se estende até à posição molar, onde as forças são maiores. A quantidade de cantilever distal está relacionada principalmente com os factores de força e com a forma da arcada, que corresponde à extensão A-P desde o centro dos implantes mais anteriores até às porções distais dos implantes A e E. O plano de tratamento seguinte para o paciente com um orçamento maior é adicionar um implante adicional numa das posições do primeiro molar (preferencial) ou na posição C. Ambas as opções aumentam a expansão A-P para fabricar uma prótese com suporte de implante melhorado. O objetivo é converter todos os pacientes para uma restauração RP-4 ou fixa (OD-5).[43,44]

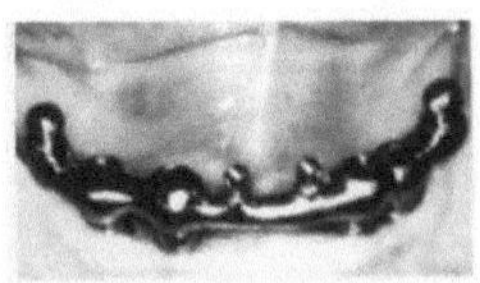

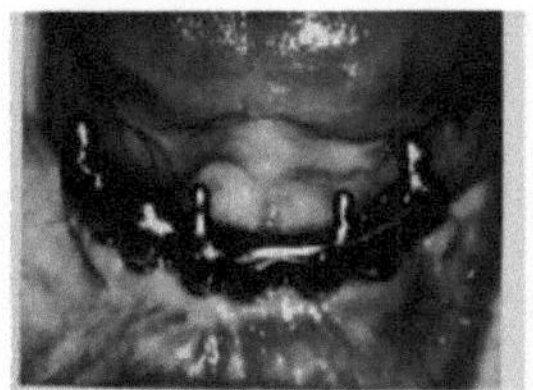

Opção de sobredentadura 5

A quinta opção de sobredentadura mandibular (OD-5) foi concebida para dois tipos de pacientes. Esta é uma opção de tratamento mínimo para pacientes com problemas moderados a graves relacionados com uma restauração tradicional. As necessidades e desejos do doente são frequentemente mais exigentes e podem incluir a limitação do volume ou da quantidade da prótese, preocupações importantes relativamente à função ou estabilidade, pontos sensíveis posteriores e a incapacidade de usar uma prótese mandibular. A segunda condição do doente é o tratamento da perda óssea contínua na parte posterior da mandíbula. Se não houver carga protética no osso posterior, o processo de reabsorção é consideravelmente retardado e, normalmente, é invertido.

Por conseguinte, mesmo quando não são inseridos implantes posteriores, a barra em cantilever e a sobredentadura evitam a carga sobre o rebordo residual e, frequentemente, interrompem o seu processo de reabsorção. Evidências recentes mostram que as próteses completamente suportadas por implantes podem aumentar a quantidade de altura óssea posterior, mesmo quando não são inseridos implantes posteriores. Uma melhor opção para evitar esta perda óssea é a inserção de implantes posteriores antes da atrofia. Esta opção de tratamento é mais provável quando o paciente deseja uma restauração fixa ou a forma da arcada é quadrada. No tratamento OD-5, são inseridos cinco implantes nas posições A, B, C, D e E. A superestrutura é colocada em cantilever distal até um máximo de 2,5 vezes a extensão A-P (se todos os factores de tensão forem baixos) e tem uma média de 15 mm, o que a coloca sob a área do primeiro molar. Se algum fator de tensão não for favorável, o cantilever deve ser reduzido. As tensões aumentam com o comprimento do cantilever e devem ser planeadas cuidadosamente com base nos factores de força e na anatomia existente.

<u>O cantilever oculto</u>

Os dentes da restauração definitiva normalmente não se estendem para além do primeiro molar, pelo que o último dente não se estende para além da barra. Isto ajuda a evitar um cantilever oculto, que se pode estender para além desta posição. O cantilever oculto é a porção do cantilever que se estende para além da barra de ligação. Se a prótese não rodar na extremidade da barra para carregar o tecido mole, existe um cantilever oculto. Por exemplo, se a barra se estender até ao primeiro molar mas as forças no segundo molar da restauração não resultarem em movimento da restauração para baixo na parte de trás e para cima na parte da frente, o cantilever está realmente estendido até à posição do segundo molar. Por isso, o comprimento do cantilever é medido até ao ponto de movimento da prótese, e não até ao fim da barra e do sistema de fixação. Em condições ideais, a restauração é frequentemente uma prótese RP-4 completamente suportada por implantes. Quando a forma da arcada ou os factores de força não permitem uma restauração RP-4 apenas com implantes entre os forames, deve ser considerada a colocação de um implante numa das posições do primeiro molar. Isto aumenta a expansão A-P e resulta em apenas um cantilever. Na maioria das vezes, uma restauração RP-4 é aceitável com esta posição de implante.

Os dentes da restauração definitiva normalmente não se estendem para além do primeiro molar, pelo que o último dente não se estende para além da barra. Isto ajuda a evitar um cantilever oculto, que se pode estender para além desta posição. O cantilever oculto é a porção do cantilever que se estende para além da barra de ligação. Se a prótese não rodar na extremidade da barra para carregar o tecido mole, existe um cantilever oculto. Por exemplo, se a barra se estende até ao primeiro molar mas as forças no segundo molar da restauração não resultam num movimento da restauração para baixo na parte de trás e para cima na parte da frente, o cantilever está realmente estendido até à posição do segundo molar. Por isso, o comprimento do cantilever é medido até ao ponto de movimento da prótese, e não até ao fim da barra e do sistema de fixação. Em condições ideais, a restauração é frequentemente uma prótese RP-4 completamente suportada por implantes. Quando a forma da arcada ou os factores de força não permitem uma restauração RP-4 apenas com implantes entre os forames, deve ser considerada a colocação de um implante numa das posições do primeiro molar. Isto aumenta a expansão A-P e resulta em apenas um cantilever. Na maioria das vezes, uma restauração RP-4 é aceitável com esta posição de implante. abordagem para resolver as queixas ou limitações anatómicas de um paciente.

O suporte da prótese e a amplitude de movimento devem fazer parte do diagnóstico inicial. As opções de tratamento inicialmente propostas destinam-se a pacientes completamente desdentados com osso anterior da divisão A que desejam uma sobredentadura. Estas opções são modificadas se o osso anterior for da divisão C-h. O aumento do rácio coroa/implante e a diminuição da área de superfície do implante obrigam a modificar estas opções iniciais. No paciente com volume ósseo anterior C-h, é adicionado mais um implante a cada opção e a OD-1 é completamente eliminada. Assim, a OD-2 tem três implantes (posições A, C e E), a OD-3 tem quatro implantes (regiões A, B, D e E), a OD-4 tem cinco implantes (áreas A, B, C, D e E) e a OD-5 tem seis implantes. Se não for possível colocar seis implantes devido a osso posterior inadequado, o comprimento do cantilever é reduzido e é fabricada uma restauração RP-5.[45,46]

Considerações sobre implantes na arcada maxilar : Prótese Fixa e Overdenture

Mais de 18 milhões de pessoas, ou 10,5% da população adulta dos Estados Unidos, são completamente desdentadas. As próteses maxilares são normalmente mais bem toleradas pelos pacientes do que as suas contrapartes mandibulares. Como tal, muitos planos de tratamento concentram-se inicialmente nos problemas associados à prótese mandibular. No entanto, quando o paciente desfruta de uma prótese mandibular estável, retentiva e talvez fixa, é frequente chamar a atenção do paciente para as inadequações da prótese maxilar. Para além deste segmento da população sem quaisquer dentes, 7% da população adulta usa uma prótese maxilar que se opõe a alguns dentes mandibulares remanescentes. Isto significa que 17% da população dos EUA (30 milhões de adultos) não tem dentes maxilares naturais. Quando os pacientes tomam consciência das consequências anatómicas e estéticas da falta de dentes, o desejo de restaurações com implantes aumenta. Como resultado da educação dos pacientes e dos médicos em relação à perda de dentes, a restauração com implantes da maxila edêntula tornar-se-á mais prevalente.[47]

Maxila anterior edêntula

As próteses fixas na maxila edêntula registaram uma falha precoce do implante de 10%. Em comparação, as sobredentaduras mandibulares ou restaurações fixas demonstraram uma taxa de insucesso do implante de 3%.[47]

Vários factores afectam a condição da maxila edêntula e podem resultar numa diminuição da sobrevivência dos implantes ou num aumento das complicações protéticas. A placa cortical facial da pré-maxila é fina sobre as raízes dos dentes e pode ser reabsorvida devido a doença periodontal ou é frequentemente fracturada durante a extração destes dentes. Além disso, a placa cortical facial é rapidamente reabsorvida durante a remodelação óssea inicial, e a crista anterior perde 25% da sua largura no primeiro ano após a perda dentária e 40% a 50% ao longo de 1 ano, principalmente à custa da placa labial. Como resultado, o osso residual disponível migra para uma posição mais palatina.[48]

É mais provável que o doente use e acomode funcionalmente uma prótese completa maxilar em comparação com a sua contraparte mandibular. A maior retenção, apoio e estabilidade em comparação com a restauração inferior estão bem documentados. Como tal, o doente pode frequentemente usar a prótese removível maxilar durante períodos mais longos antes de surgirem complicações. Do ponto de vista do doente, a necessidade de substituir a prótese está mais relacionada com o desejo de uma restauração fixa como fator motivador. Na altura em que o doente se apercebe dos problemas de estabilidade e retenção causados pela reabsorção da pré-maxila, o osso maxilar tem frequentemente uma atrofia avançada e pode estar na divisão C-h ou D em volume. Por conseguinte, o rebordo ósseo anterior completamente desdentado é frequentemente inadequado para a inserção ideal do implante endosteal. À medida que o osso reabsorve da divisão B para C-w na mandíbula edêntula anterior, a secção transversal do rebordo residual é triangular (com uma base larga). Consequentemente, uma osteoplastia remove a crista óssea mais estreita e o rebordo residual torna-se mais largo, sendo frequentemente convertido num volume ósseo da Divisão A.

Na maxila, no entanto, a crista de divisão B a C-w permanece frequentemente estreita quase até ao pavimento do nariz. Uma osteoplastia para ganhar largura óssea resulta numa crista de divisão C-h a D. Por conseguinte, o aumento ósseo é mais frequentemente necessário na maxila anterior do que na mandíbula anterior. É da responsabilidade do médico informar o doente sobre a perda óssea contínua no maxilar, antes que surjam complicações. O enxerto ósseo é muito mais previsível para ganhos de largura do que para aumentos de altura. O enxerto ósseo da divisão B pode utilizar um componente ósseo sintético para o enxerto; a divisão C-w requer frequentemente osso autólogo da mandíbula como dador. No entanto, quando uma maxila edêntula requer um aumento em altura (C-h ou D), o dentista tem frequentemente de recorrer à crista ilíaca ou a outros locais dadores extra-orais para obter grandes volumes de osso. Como tal, o paciente maxilar completamente desdentado deve compreender que a reabilitação cirúrgica é muito mais complexa e extensa à medida que o volume de osso necessário para reconstruir a maxila atrófica aumenta.

Por conseguinte, é ainda mais importante notificar os doentes da sua perda óssea maxilar contínua do que na mandíbula anterior, em vez de esperar até que surjam problemas com a sua restauração removível. Na maioria dos pacientes com osso disponível, o osso é menos denso no maxilar anterior do que na mandíbula anterior, onde uma camada cortical densa rodeia trabéculas grosseiras de resistência óssea adequada para fornecer suporte ao implante. Em contraste, a maxila apresenta osso poroso fino no aspeto labial, osso cortical poroso muito fino no assoalho da região nasal e sinusal, e um osso cortical mais denso no aspeto palatino. O osso trabecular é geralmente fino e menos denso do que na região anterior da mandíbula. O osso trabecular de D3, frequentemente encontrado na maxila, é 45% a 65% mais fraco do que o osso trabecular de D2, normalmente encontrado na mandíbula anterior. Para obter uma estética previsível para uma prótese fixa da arcada completa do maxilar, o tecido duro e mole, o volume e o carácter devem ser adequados na maioria dos aspectos. O osso disponível deve ser avaliado cuidadosamente para a inserção de implantes em regiões estéticas, devido à sua influência na cobertura de tecido mole, no tamanho do implante, na inserção do implante (angulação e profundidade) e no resultado protético final. A perda óssea após a perda de dentes anteriores maxilares é rápida e tem consequências consideráveis. Por conseguinte, a maioria dos locais edêntulos anteriores do maxilar requerem, pelo menos, algum aumento do osso e dos tecidos moles antes ou durante a inserção do implante e na descoberta do implante. 9[48,4]

De uma perspetiva biomecânica, a maxila anterior restaurada com implantes é frequentemente a secção mais fraca em comparação com outras regiões da boca.

As condições anatómicas comprometidas e as suas consequências incluem o seguinte :

1. Formam-se sulcos estreitos logo após as extracções dentárias. O aumento ósseo é frequentemente necessário e pode obrigar à necessidade de implantes de menor diâmetro. A sua utilização resulta num aumento das concentrações de tensão no implante e nos tecidos interfaciais contíguos, particularmente na região da crista.

2. Na pré-maxila, a estética e a fonética ditam que os dentes substitutos sejam colocados na sua posição original ou perto dela, muitas vezes em cantilever a partir dos implantes e da crista residual, que normalmente é reabsorvida palatina e superiormente. A utilização de cantilevers faciais resulta num aumento das cargas de momento na crista do implante e conduz frequentemente à perda óssea localizada da remodelação da crista e à recessão dos tecidos moles.

3. O arco de fecho da mandíbula é anterior ao rebordo residual maxilar; como consequência, a força do momento é grande contra as coroas anteriores

maxilares suportadas por implantes. A força é também dirigida contra o osso facial mais fino. Os contactos cêntricos oblíquos resultam em componentes de carga fora do eixo potencialmente prejudiciais.

4. Todas as excursões mandibulares colocam forças laterais nos dentes anteriores maxilares, com o consequente aumento da tensão na crista óssea dos implantes de suporte, especialmente no aspeto vestibular. Estas cargas laterais em excursão aumentam ainda mais os momentos de carga aplicados ao implante.

5. Uma arcada mandibular recebe uma carga do exterior da arcada em direção ao centro (no canto superior esquerdo). É construído um arco para esta direção de força. Uma arcada maxilar recebe uma força do interior da arcada para o exterior da estrutura (à direita). Uma arcada não é tão eficaz para resistir a este tipo de força.

6. A densidade óssea trabecular reduzida do maxilar resulta numa resistência óssea comprometida e numa interface implante-osso mais fraca.

7. A ausência de uma placa cortical espessa na crista da pré-maxila resulta na perda do suporte do implante de alta resistência e numa menor resistência a cargas angulares.

8. A perda acelerada de volume ósseo na região dos incisivos resulta frequentemente na impossibilidade de colocar implantes nos incisivos centrais e laterais sem procedimentos de aumento substancial.

9. O espaço da altura da coroa (CHS) é frequentemente maior do que o ideal e

é um amplificador de força para qualquer força angular ou em consola.[13]

Opções de tratamento

- As opções de tratamento para a restauração de um paciente total ou parcialmente edêntulo com todos os seis dentes anteriores maxilares em falta incluem uma prótese parcial ou total amovível, uma sobredentadura suportada por implantes ou uma prótese fixa suportada por implantes. Uma restauração fixa independente, suportada por implantes, tornou-se o tratamento de eleição para a maioria dos pacientes com edentulismo total ou parcial.

- Uma prótese fixa apresenta várias vantagens em relação a uma sobredentadura para um doente desdentado maxilar. Uma vez que muitas próteses maxilares tradicionais têm retenção e estabilidade adequadas, a função e os pontos sensíveis raramente são um problema. Por conseguinte, são poucas as vantagens de uma sobredentadura sobre implantes (IOD). A principal desvantagem da prótese maxilar é, na maioria das vezes, o aspeto psicológico dos dentes amovíveis. Em contraste, uma prótese fixa apresenta benefícios significativos para o paciente com prótese maxilar. De facto, após 3 anos de função, a maioria dos pacientes sente que a prótese fixa maxilar é tão boa ou melhor do que os seus dentes naturais. Por outro lado, uma IOD é sempre considerada pelo paciente como uma prótese amovível. As contra-indicações para uma prótese parcial fixa incluem longos espaços edêntulos, fraco suporte do pilar e osso edêntulo inadequado para um contorno protético correto

- A principal razão para uma prótese removível maxilar convencional são razões económicas ou porque um paciente não está disposto a submeter-se a uma cirurgia de implantes. No entanto, a prótese de tratamento provisório mais fácil para a substituição de vários dentes anteriores durante a cicatrização submersa do implante é uma restauração amovível. Se for necessário um aumento ósseo, esta prótese pode ter de ser utilizada durante mais de 1 ano antes da entrega da restauração definitiva com implantes.

* Sequência do tratamento Posição labial labial maxilar Quer esteja a ser fabricada uma dentadura, uma sobredentadura ou uma prótese fixa, uma reconstrução maxilar de arcada completa começa com a determinação da posição facial do bordo incisal maxilar. A sua modificação num passo posterior pode alterar todas as outras medidas.

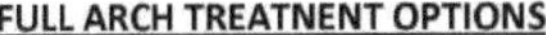

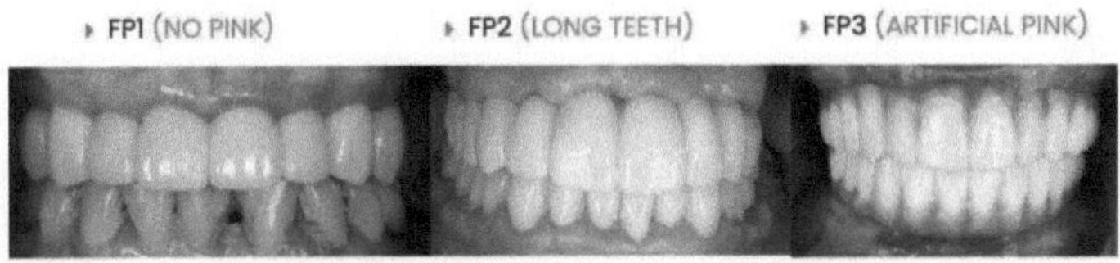

* Uma placa de base e um rebordo de cera podem determinar o contorno labial do lábio maxilar. Na maioria das vezes, as superfícies faciais dos incisivos centrais encontram-se a 12,5 mm do aspeto mais posterior da papila incisiva. O rebordo de cera é inicialmente posicionado com este facto em mente. Quanto mais para a frente o flange labial e os dentes se posicionarem, mais alta será a posição de

repouso do lábio e maior será a exposição do bordo incisal. O filtro do lábio deve ter uma depressão visível na linha média sob o nariz. Se o filtro for demasiado plano, o lábio está demasiado alargado e a cera deve ser removida da face vestibular do bordo de cera. A posição do lábio maxilar também pode ser determinada pela posição do lábio inferior e do queixo. Pode ser traçada uma linha horizontal, representada pelo plano de Frankfort, desde o ponto mais alto do meato auditivo (topo do trago) até ao ponto mais baixo da margem da órbita, com a cabeça do doente numa posição vertical. Idealmente, uma linha vertical traçada a partir do plano de Frankfort até ao lábio inferior deve ter o lábio maxilar anterior a este ponto de referência 1 a 2 mm e o queixo 2 mm posterior a esta linha. A posição labial do lábio em relação à pré-maxila é o principal critério para determinar se está indicada uma restauração fixa, um enxerto ósseo e uma restauração fixa, ou uma sobredentadura maxilar. Quando a posição labial do rebordo de cera está mais de 5 mm à frente do rebordo residual, é necessário um enxerto ósseo antes dos implantes para uma restauração fixa, ou é considerada uma sobredentadura maxilar. A região anterior do maxilar com vários dentes em falta é frequentemente restaurada com uma sobredentadura ou uma prótese FP-3.[13]

<u>Posições-chave dos implantes</u>

- Uma vez determinado o tipo de prótese e a posição do dente, são avaliados os factores de força do paciente e a densidade óssea nos locais dos implantes. As posições chave dos implantes são então determinadas para a restauração maxilar. 5[49,o]

- Um parâmetro importante no planeamento do tratamento é proporcionar uma posição biomecânica adequada e uma área de superfície de suporte para a carga transmitida à prótese. Foram apresentadas quatro diretrizes para as principais posições dos implantes numa prótese sobre implantes:

1. Sem cantilever.

2. Não há três pônticos adjacentes.

3. Os locais de implante dos caninos e dos primeiros molares.

4. Uma arcada é um pentágono aberto de cinco lados e deve ter pelo menos um implante em cada secção de dentes em falta. Destas diretrizes, o número 3 e o número 4 são frequentemente violados no plano de tratamento de um maxilar edêntulo.

O local do canino e do primeiro molar

Uma prótese fixa que substitui um dente canino está em maior risco do que qualquer outro dente na boca. O incisivo lateral maxilar é o dente anterior mais fraco, e o primeiro pré-molar é frequentemente o dente posterior mais fraco. Um axioma tradicional da prostodontia indica que uma prótese fixa é contra-indicada quando falta um canino e dois ou mais dentes adjacentes. Por conseguinte, se um doente desejar uma restauração fixa, os implantes são necessários sempre que faltarem os seguintes dentes adjacentes:

(1) o primeiro pré-molar, o canino e o incisivo lateral;

(2) o canino, o incisivo lateral e o incisivo central ; e

(3) o canino, o primeiro pré-molar e o segundo pré-molar.

- Quando qualquer uma destas três combinações de dentes ausentes está presente, uma restauração fixa é contra-indicada devido ao comprimento do vão (três pônticos), à quantidade de força (forças maiores na região do canino em comparação com a anterior) e à direção da força (forças angulares para a região do canino).

- Uma prótese suportada por dentes é menos arriscada do que uma restauração suportada por implantes quando faltam o canino e dois dentes adjacentes. Como os dentes são mais móveis do que os implantes, um mecanismo de alívio de tensão reduz a flexão, a força e o efeito de uma força angular. Apesar disso, é contraindicado desenhar três pônticos numa prótese fixa sempre que faltarem o canino natural e dois dentes adjacentes. Portanto, nestas condições, com planos de tratamento com implantes, pelo menos dois implantes são indicados para suportar uma restauração fixa independente (geralmente nas posições terminais do vão para eliminar as forças de cantilever). Utilizando a diretriz do canino em falta e dois dentes naturais adjacentes, uma prótese fixa também está contra-indicada quando faltam um canino direito, um incisivo lateral direito, um incisivo central direito, um incisivo central esquerdo, um incisivo lateral esquerdo e um canino esquerdo sem um suporte de implante anterior considerável. No entanto, em alguns planos de tratamento incorrectos, são colocados implantes em cada quadrante posterior do maxilar e é fabricada uma restauração fixa com seis pônticos para substituir os dentes anteriores.

Aparentemente, as razões para violar as diretrizes protéticas estabelecidas na literatura para os dentes são as seguintes:

- Para aumentar uma pré-maxila, são normalmente necessários enxertos ósseos autólogos, enquanto que os materiais sintéticos podem ser utilizados para enxertar previsivelmente na maxila posterior. Os grandes volumes de osso necessários para a pré-maxila requerem frequentemente um enxerto de crista ilíaca (que os pacientes não querem, e para o qual poucos médicos estão devidamente treinados)

- A impressão é que os implantes são mais rígidos e, por conseguinte, mais fortes do que as raízes naturais. No entanto, esta é uma falsa segurança. O facto de os implantes serem mais rígidos do que os dentes faz com que seja mais importante seguir as diretrizes relativas à posição dos três pônticos adjacentes e dos caninos quando os pilares adjacentes são implantes. Os pilares rígidos aumentam o problema da flexibilidade do metal e da direção da força aplicada à prótese. Por conseguinte, o canino é um local de implante especialmente importante quando faltam os seis dentes anteriores. Quando não existe osso disponível, é indicado um enxerto autólogo na posição do canino antes da inserção do implante, ou pode ser considerado um implante tanto na zona lateral como no primeiro pré-molar para compensar a falta do canino. O primeiro molar é uma posição de pilar importante num maxilar edêntulo. A área da superfície natural do primeiro molar é duas vezes maior do que a dos pré-molares. A força de mordida nesta região aumenta para 200 lb, em comparação com metade desta quantidade nos locais dos pré-molares. Para além disso, a densidade óssea na região dos molares é frequentemente inferior à das regiões pré-molares dos maxilares. Consequentemente, são também sugeridos implantes de maior diâmetro. O problema anatómico para o tratamento com implantes na maxila posterior é a rápida expansão do seio maxilar após a perda de dentes. Como resultado, a maxila posterior edêntula raramente tem altura óssea suficiente sem enxerto do seio. Desenvolveu-se uma tendência para colocar em cantilever os dentes posteriores em falta a partir de implantes anteriores. Os cantilevers posteriores de implantes maxilares anteriores são menos previsíveis do que os cantilevers de implantes mandibulares anteriores por todas as razões. Em vez disso, o enxerto sinusal e os implantes de maior diâmetro (ou dois implantes em vez de um) são indicados na região do primeiro molar. Os implantes posteriores (pré-molares e molares) sem suporte de implante na pré-maxila são por vezes ligados a uma barra de arcada completa para uma sobredentadura maxilar. Quando uma barra se estende de molar a molar à volta de uma arcada, a prótese de sobredentadura é completamente suportada por implantes (RP-4), porque não se move durante a função ou parafunção. Como tal, a sobredentadura actua como uma restauração fixa. A prótese removível sobre implantes nestas condições deve ter o mesmo suporte de implante que uma restauração fixa de arcada completa (não menos).

Arco de cinco lados

A arcada maxilar pode ser dividida em cinco segmentos, semelhante a um pentágono aberto. Os incisivos centrais e laterais representam um segmento, cada canino um segmento separado, e os pré-molares e molares posteriores segmentos individuais. Por outras palavras, cada segmento é essencialmente uma linha reta, com pouca resistência às forças laterais. No entanto, quando unidos, torna-se evidente a dinâmica da forma da arcada. Deve ser colocado pelo menos um implante em cada uma das cinco secções de dentes em falta e depois unidos quando se substituem vários dentes adjacentes em falta no maxilar. Normalmente, são necessários pelo menos três implantes para substituir os seis dentes anteriores na pré-maxila: um em cada posição de canino e um em qualquer uma das quatro posições de incisivo. Quando também faltam dentes posteriores, são necessários mais 13 implantes posteriores.

<u>Forma do arco da pré-maxila</u>

A forma do arco da maxila influencia o plano de tratamento de prótese fixa da pré-maxila edêntula. Três formas típicas de arcada dentária para a maxila são a quadrada, a ovoide e a cónica. Como consequência da reabsorção óssea, a forma da arcada da crista edêntula pode ser diferente da forma da arcada dentada. A forma da arcada dentária do doente é determinada pela posição final dos dentes na pré-maxila e não pela forma da arcada do rebordo residual. Um rebordo residual pode parecer quadrado devido a reabsorção ou trauma. No entanto, a posição dos dentes definitivos pode necessitar de ser deslocada facialmente com a prótese definitiva. Por outras palavras, pode ser necessária uma forma de arcada ovoide dentária para restaurar uma forma de arcada quadrada edêntula residual. O número e a posição dos implantes estão relacionados com a forma de arcada da dentição final (restauração) e não com a forma de arcada edêntula existente. A forma da arcada dentária na maxila anterior é determinada pela distância de duas linhas horizontais.

A primeira linha é traçada da ponta da borda incisal de um canino até a outra. Na maioria das vezes, esta linha corta a papila incisiva. A segunda linha é traçada paralelamente à primeira linha, ao longo da posição facial dos dentes anteriores. Quando a distância entre estas duas linhas é inferior a 8 mm, existe uma forma de arcada dentária quadrada. Quando a distância entre essas duas linhas é de 8 a 12 mm, está presente uma forma de arcada dentária ovoide - a mais comumente observada. Quando a distância entre as duas linhas é superior a 12 mm, a forma da arcada dentária é afunilada. Numa forma de arcada dentária quadrada, os incisivos laterais e centrais não estão muito inclinados facialmente a partir da posição do canino. Por conseguinte, as excursões mandibulares e as forças oclusais exercem menos tensão sobre os implantes de caninos.

Os quatro pônticos entre os caninos cumprem a Regra 2 das posições-chave dos implantes (sem três pônticos adjacentes) porque :

(1) as forças são mais baixas na região dos incisivos e

(2) numa forma de arco quadrado na maxila, são colocados cantilevers mínimos nos caninos. Se a posição final dos dentes for uma forma de arco ovoide, devem ser inseridos pelo menos três implantes na pré-maxila: um em cada canino e, de preferência, um numa posição de incisivo central. A posição do incisivo central aumenta a distância anterior posterior do canino ao central e proporciona um melhor suporte biomecânico à prótese.

Em maxilares edêntulos a longo prazo, isto irá provavelmente requerer um aumento ósseo antes da inserção do implante. Quando os factores de força do paciente são

baixos a moderados, o implante anterior pode ser posicionado num incisivo lateral.
Estas três posições de implante resistem às forças adicionais criadas nesta forma de
arcada, melhoram a retenção da prótese e reduzem o risco de afrouxamento do
parafuso do pilar. A restauração de uma forma de arcada dentária cónica coloca as
maiores forças nos implantes anteriores, especialmente durante as excursões
mandibulares quando o osso residual tem uma forma de crista ovoide ou quadrada.
Os dentes anteriores criam um cantilever facial significativo a partir da posição do
canino. Como tal, devem ser considerados quatro implantes para substituir os seis
dentes anteriores. As posições bilaterais do canino e do incisivo central representam
a melhor opção. Estas posições são preferidas quando outros factores de força são
maiores, como a altura da coroa, a parafunção e a dinâmica muscular mastigatória.
Quando mais de seis dentes anteriores estão ausentes, implantes posteriores
adicionais também devem ser esplintados para o segmento anterior (Regra 4). O
pior cenário é o de um paciente que necessita de restaurar uma forma de arcada
cónica dentária com uma forma de crista residual quadrada. Não só são idealmente
necessários quatro implantes para compensar a posição do dente em cantilever, mas
estes implantes devem ser ligados a implantes posteriores adicionais, de preferência
para incluir implantes tão distais como os locais dos segundos molares. Quando
uma região de canino não pode ser utilizada para colocar um implante na pré-maxila
edêntula, é necessário pelo menos um implante de cada lado do canino em falta
para compensar esta posição vital (um implante de primeiro pré-molar e de incisivo
lateral). Um implante de incisivo central e uma posição de canino na secção
contralateral podem ser unidos a estes outros dois implantes para atuar como pilares

para a restauração fixa ou sobredentadura. Quando os factores de força são maiores do que o habitual, são sugeridos quatro implantes na pré-maxila.

Os quatro implantes na pré-maxila devem ser esplintados em conjunto e partilhar quaisquer forças laterais durante as excursões. Isto significa que é necessário um mínimo de quatro implantes para substituir os seis dentes anteriores com factores de força elevados. Na presença destas forças (por exemplo, bruxismo moderado a grave), também devem ser utilizados implantes de maior diâmetro, especialmente nas posições dos caninos (que têm uma maior angulação de carga em excursões e forças de mordida mais elevadas). Por outras palavras, na maioria dos casos, a maxila anterior completamente desdentada é restaurada com três ou quatro implantes unidos para substituir os seis dentes anteriores. Os cantilevers posteriores não devem ser colocados em implantes anteriores do maxilar. (Regra 2 em posições chave do implante). Se os dentes posteriores também estiverem a ser substituídos na prótese, são necessários implantes adicionais.

São frequentemente inseridos sete a dez implantes para restaurar um maxilar completamente edêntulo com uma prótese fixa, especialmente quando se opõe à dentição natural ou a uma restauração fixa. É de salientar que a maioria das próteses maxilares de arcada completa são restaurações fixas FP-3 ou sobredentaduras RP-4. Em ambos os cenários, a posição mesiodistal do implante não tem de estar estritamente correlacionada com a posição do dente. Por outras palavras, a posição faciopalatina é frequentemente mais importante do que o local do dente mesiodistal, uma vez que o aspeto gengival da restauração separa a coroa clínica do local do implante. Como tal, o local do implante é determinado mais pela biomecânica, pelo espaçamento entre implantes provisórios ou pelo osso disponível, do que por uma posição estrita do local do dente (como numa prótese FP-1). [13]

Planos de tratamento para pré-maxila parcialmente edêntula

Vários factores afectam a seleção estratégica do tamanho e da posição do implante para restaurar uma arcada maxilar completamente edêntula. Em geral, dois corpos de implantes devem estar separados por mais de 3 mm. No entanto, a diretriz de 3 mm é um fator de segurança ideal para uma distância entre implantes. A dimensão da forma da arcada edêntula quadrada para ovoide muitas vezes não permite o espaçamento entre implantes provisórios para mais de quatro implantes anteriores. A maior distância entre implantes provisórios é normalmente encontrada numa forma de arcada cónica. Como resultado, normalmente não são utilizados mais do que quatro implantes para substituir os seis dentes anteriores, mesmo quando o enxerto ósseo restaura uma forma de crista residual mais compatível. Quando os caninos naturais estão presentes e os dentes em falta são os quatro incisivos maxilares, o número de implantes não depende tanto da forma da arcada dentária. Regra geral, a arcada óssea restante é mais pequena do que a arcada dentada. Como resultado, um implante por dente resulta em implantes demasiado próximos uns dos outros (menos de 3 mm). Por conseguinte, o cenário mais comum é colocar três formas de raiz da Divisão B (3,5 mm de largura) nos incisivos laterais e numa região de incisivo central. Quando faltam quatro dentes anteriores numa prótese FP-1 com uma posição de lábio de sorriso alto, a papila interdentária e a emergência cervical de um pôntico podem ser mais estéticas do que a cobertura de tecido mole entre dois implantes nas regiões dos incisivos centrais. Por conseguinte, o plano de tratamento pode incluir apenas dois implantes nas zonas dos incisivos laterais para substituir os quatro dentes anteriores. No entanto, se o paciente tiver uma forma de arcada cónica ou parafunção, este plano de tratamento é insuficiente.

O risco de afrouxamento do parafuso, perda de crista óssea e consequentes alterações dos tecidos moles é maior e raramente justifica o risco de reduzir o número de implantes. A opção de tratamento com dois implantes é frequentemente concebida para uma forma de arcada dentária quadrada, numa mulher mais velha, com pouca ou nenhuma parafunção para fabricar uma prótese FP-1 e uma linha labial alta quando os caninos naturais estão presentes. Quando o paciente tem falta de um incisivo lateral e de ambos os incisivos centrais, os três dentes em falta podem ser restaurados com segurança com dois implantes. Um implante (Divisão B) é posicionado na região do incisivo lateral e o outro implante (Divisão A) é colocado na área do incisivo central oposto. Isto elimina um cantilever e diminui o risco de afrouxamento do parafuso. A papila interdentária do canino natural adjacente e do incisivo lateral determina a altura da papila junto às coroas dos implantes adjacentes. Na presença de perda óssea marginal horizontal nos dentes anteriores adjacentes a um local de implante, a extrusão ortodôntica pode ser indicada para corrigir o nível ósseo interproximal. Quando esta opção é utilizada, é normalmente necessária uma faceta para restaurar o dente adjacente após a extrusão ortodôntica.[13]

Plano de tratamento completo do maxilar

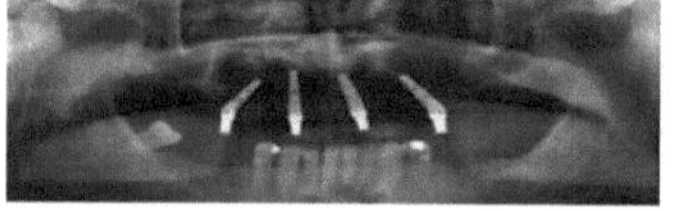
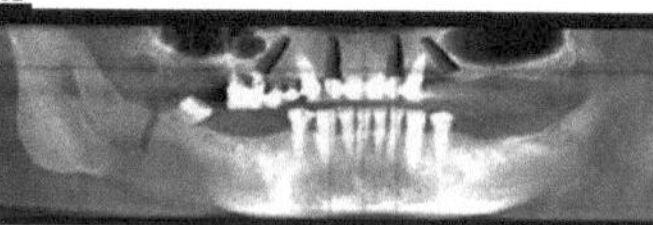

Uma revisão da literatura indica que as próteses fixas maxilares completas suportadas por implantes são fabricadas numa média de seis implantes de diâmetro padrão com cantilevers molares posteriores. Uma média de quatro a seis implantes também é utilizada para suportar sobredentaduras em barra. No entanto, a maxila edêntula tem a sobrevivência de implantes mais baixa para restaurações de implantes fixos ou amovíveis, em comparação com as próteses mandibulares. Todos os relatórios concordam com a constatação de que o osso maxilar tende a ser de pior qualidade e volume e apresenta várias desvantagens biomecânicas. O autor sugere que, para compensar as más condições locais, deve ser planeado um maior número de implantes, juntamente com uma maior distância A-P. Por conseguinte, existe normalmente a necessidade de enxertos sinusais e reconstrução da pré-maxila para restaurar a arcada maxilar edêntula. Com estas preocupações em mente, o número mínimo de implantes para uma prótese fixa maxilar ou RP-4 completamente edêntula é normalmente sete na forma de arcada ovoide. As localizações sugeridas para esta arcada são: pelo menos uma posição do incisivo central (ou lateral), posições bilaterais dos caninos, locais bilaterais dos segundos pré-molares e metade distal bilateral dos locais dos primeiros molares superiores. Estas são as mesmas posições que para uma restauração fixa. Estes sete implantes devem ser unidos para funcionarem como uma arcada. Estas posições de implante criam espaço suficiente entre cada implante para permitir diâmetros de implante maiores (quando necessário por factores de força ou densidade óssea), sem preocupação com o local adjacente. Uma forma de arcada dentária quadrada pode utilizar um mínimo de seis implantes: caninos bilaterais, segundos pré-molares bilaterais e locais de primeiros molares bilaterais. Os locais de implante dos primeiros molares num maxilar completamente edêntulo requerem quase sempre enxerto sinusal, porque a maioria das regiões posteriores do maxilar edêntulo são inadequadas em altura. Quando os factores de força são moderados ou a forma da arcada dentária é afunilada, o número mínimo de implantes deve aumentar para oito implantes. Quando são selecionados oito implantes, o implante adicional é normalmente colocado na pré-maxila, na posição do incisivo central (ou lateral) contralateral.

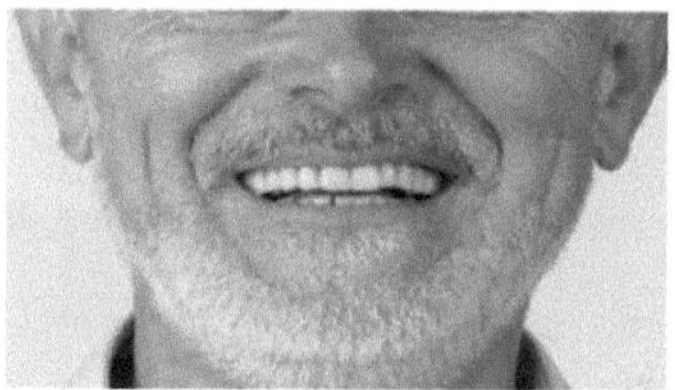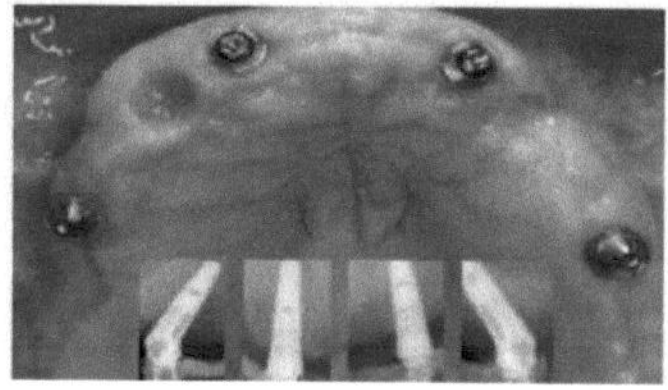

Quando os factores de força são maiores do que o habitual ou a densidade óssea é mais fraca, devem ser utilizados implantes adicionais em qualquer uma das formas de arcada. Nas formas de arcada quadrada e ovoide, pelo menos um implante adicional é posicionado na pré-maxila. Além disso, para pacientes com factores de força mais elevados ou densidade óssea fraca, são planeados dois implantes adicionais na metade distal da posição do segundo molar para melhorar a forma da arcada, aumentar a distância A-P em comparação com o local do primeiro molar e adicionar um implante adicional onde a densidade óssea é fraca e os factores de força são aumentados. Este também é um excelente desenho biomecânico para minimizar o stress quando uma forma de arco cónico dentado é restaurada numa forma de crista residual ovoide ou quadrada. Estas diretrizes relativas ao número e à posição dos implantes também podem contrariar o efeito de um cantilever incisal fora do osso anterior residual para uma posição estética do dente e são indicadas para doentes com parafunção crónica (como o bruxismo).

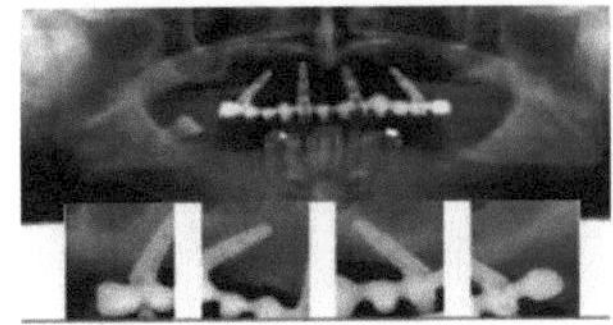
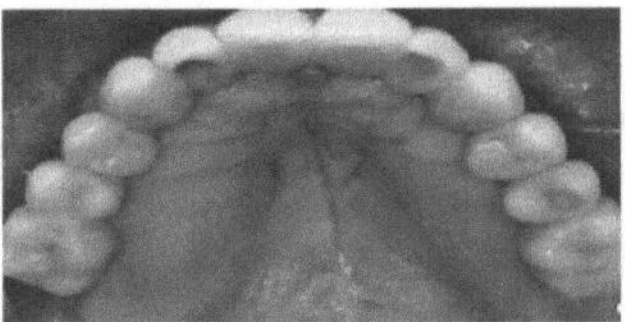

A desvantagem dos implantes do segundo molar para um plano de tratamento ideal é o custo adicional do implante do segundo molar e das restaurações. Muitos pacientes não exibem o segundo molar e não necessitam deste dente para a sua função. Como tal, para diminuir o custo, o dentista restaurador pode utilizar uma coifa esplintada na arcada, em vez de uma coroa de metal fundido em porcelana. A razão para esta posição do implante é a transferência de força, não necessariamente a estética ou a função. Em conclusão, o número de implantes utilizados numa maxila edêntula pode variar entre 6 e 10. O número de implantes necessários numa pré-maxila edêntula está relacionado com a forma da arcada. Quando os factores de força são moderados a graves ou a densidade óssea é fraca, devem ser inseridos mais implantes e de maior diâmetro para aumentar a área de superfície. Para além disso, a distância A-P deve ser aumentada.[51,52]

Tamanhos múltiplos de implantes anteriores: Substituição de dentes anteriores Devem ser consideradas várias condições para o diâmetro correto do implante, incluindo o tamanho do dente, a distância de um dente adjacente, a distância entre implantes, a dimensão do osso facial e as forças de carga. Um fator primário para o tamanho do implante é a distância necessária de uma raiz de dente adjacente ou implante. A dimensão horizontal de um defeito ósseo em forma de cunha à volta de um implante na crista do rebordo devido à largura biológica, ao desenho do implante ou à sobrecarga oclusal

varia entre 0,5 e 1,4 mm.[13] A perda óssea vertical inicial à volta de um implante durante o primeiro ano de carga varia e vai de 0,5 a mais de 3 mm. Quando o implante está mais próximo do que 1,5 mm de uma raiz natural adjacente, o defeito vertical em forma de cunha pode evoluir para um defeito horizontal, criando perda óssea na raiz do dente adjacente.

Isto é de extrema importância porque a altura óssea interseptal determina, em parte, a incidência da presença ou ausência das papilas interdentárias entre os dentes ou implantes, bem como a incidência de profundidade de sondagem superior a 5 mm. Consequentemente, sempre que possível, um implante deve estar a pelo menos 1,5 mm dos dentes adjacentes. Quando os implantes são colocados adjacentes uns aos outros, sugere-se uma distância mínima de 3 mm para acomodar uma eventual perda óssea da crista e manter os níveis ósseos inter-setoriais. Quando se colocam dois implantes adjacentes, o seu diâmetro deve ser frequentemente reduzido, em comparação com as dimensões ideais de um implante de um só dente. O diâmetro ideal de um implante para uma prótese FP-1 também deve considerar a dimensão faciopalatina do osso. O defeito de 1,4 mm de largura, que se pode formar junto ao implante após a carga, forma-se a 360 graus à volta do módulo da crista do implante. Como tal, se existir menos de 1,5 mm de osso no aspeto facial de um implante, o defeito vertical torna-se um defeito horizontal e o tecido recua quando é fino ou forma uma bolsa de tecido mole quando é espesso.

A primeira condição diminui a estética, uma vez que o módulo da crista do implante pode mesmo tornar-se visível, enquanto a segunda condição aumenta o risco de periimplantite e de perda óssea adicional. Por conseguinte, a posição ideal do implante e o diâmetro do implante devem ter 1,5 mm ou mais de osso na face do implante. A altura média da papila entre dois dentes adjacentes é de 3,4 mm, variando de 1 a 7 mm, e o intervalo habitual da altura da papila do implante provisório é de 2 a 4 mm. Por conseguinte, quando se pretende uma restauração FP-1, o desenho da prótese (formas dentárias quadradas) e as posições dos implantes podem ter de ser alterados em conformidade para otimizar um resultado estético. A quantidade de força transmitida ao corpo do implante e ao parafuso do pilar também é um fator a ter em conta no diâmetro do implante. Quanto maior for o diâmetro, menor será a tensão exercida sobre o osso da crista e os componentes. Por conseguinte, num doente com bruxismo moderado a grave, deve ser utilizado um implante de maior diâmetro, especialmente na posição do canino, para ajudar na desoclusão posterior dos dentes e na orientação do canino.

A dimensão do implante em questão é o tamanho do módulo da crista, não a dimensão do corpo do implante. Por exemplo, um módulo de crista de 4,1 mm (num corpo de implante de 3,75 mm) necessita de 7,1 mm de osso crestal mesiodistal, um módulo de crista de 3,5 mm (num corpo de implante de 3,25 mm) está indicado para 6,5 mm de osso e um módulo de crista de 5,2 mm necessita de 8,2 mm de osso.

A diferença no perfil de emergência entre um implante de 4 mm de diâmetro e um implante de 5 mm de diâmetro é insignificante e muitas vezes não é clinicamente relevante. No entanto, o implante de maior diâmetro tem menos tecido mole circundante e é mais difícil de controlar a criação de uma papila. Por conseguinte, em caso de dúvida, deve ser selecionado um implante de menor diâmetro na zona estética.

Assim, um implante de 3,5 a 4 mm de diâmetro é frequentemente utilizado na posição de implante central para uma prótese FP-1. Da mesma forma, um implante de 3 mm de diâmetro é frequentemente utilizado para uma restauração FP-1 de incisivo lateral. As excepções a esta regra podem ser num paciente com bruxismo, quando os benefícios de um implante de maior diâmetro com menor ocorrência de afrouxamento do parafuso do pilar, perda óssea da crista e falha do corpo a longo prazo são mais desejáveis. No entanto, a imobilização de vários implantes é mais eficaz do que o diâmetro do implante para diminuir as complicações do stress. Quando os implantes estão fora da zona estética (próteses FP-2, FP-3, RP-4, RP-5), o diâmetro do implante está mais relacionado com a quantidade de força aplicada ao sistema implante-osso-protético. As dimensões do osso facial e o espaçamento inter-implantes podem ser menos importantes. As regiões posteriores devem utilizar mais frequentemente implantes de 3,7 a 4,2 mm de diâmetro nos pré-molares e implantes de 5 mm de diâmetro nos molares, porque os factores de força são maiores e a densidade óssea é menor. Os molares maxilares naturais têm o maior diâmetro e a maior área de superfície de todos os dentes. Os molares superiores têm um aumento de 200% na área de superfície em comparação com os dentes pré-molares.

O primeiro molar tem 10,4 mm de dimensão mesiodistal, e o segundo molar tem 9,8 mm. As dimensões da junção cimento-esmalte (CEJ) destes dentes são 7,9 mm e 7,6 mm, respetivamente, e 2 mm abaixo da CEJ, estes dentes têm ambos 7 mm de tamanho. No entanto, o diâmetro ideal do implante é de 5 mm a 6 mm para os molares superiores. Uma vez que o titânio é 5 a 10 vezes mais rígido do que os dentes naturais, o módulo de elasticidade de um implante de tamanho superior a 6 mm pode ser demasiado grande e causar proteção contra o stress e perda óssea. O diâmetro de 6 mm não deve ser utilizado nas regiões anteriores, porque a magnitude da força não é suficientemente grande para esticar o osso dentro da janela fisiológica ideal junto a um implante tão grande. Como consequência, é frequentemente observada uma maior perda de crista óssea. Quando o diâmetro ou os desenhos dos implantes molares não proporcionam uma área de superfície suficiente, o número de implantes deve ser aumentado. Em vez de um implante a substituir um molar, devem ser considerados dois implantes de 4 mm de diâmetro para compensar tipos de osso muito moles ou factores de força desfavoráveis (por exemplo, parafunção). O número de implantes no paciente com múltiplos dentes posteriores em falta é frequentemente aumentado, especialmente quando os factores de força são elevados, a densidade óssea é fraca e não são utilizados implantes de maior diâmetro. Quando faltam vários dentes posteriores adjacentes, o número de implantes é mais importante do que o tamanho do implante. Quando faltam molares adjacentes, são frequentemente considerados três implantes de tamanho normal quando o diâmetro do implante não pode ser aumentado para 5 ou 6 mm. O dentista pode utilizar as seguintes diretrizes para a localização de implantes num maxilar completamente desdentado:[13]

A posição do canino médio bilateral é uma posição chave para o implante e está planeada para implantes de 4 mm de diâmetro.

O centro do primeiro pré-molar é planeado a 7 mm distal do centro do implante do canino (para um implante de 4,1 mm de diâmetro). Este é um local de implante opcional quando a parafunção é moderada a grave.

O centro do segundo pré-molar está 7 mm distal do local do primeiro pré-molar (14 mm da posição do canino médio) para um implante de 4,1 mm de diâmetro em cada lado. Esta é uma posição chave do implante.

O centro do primeiro molar está 8 a 10 mm distal do implante do segundo pré-molar médio (isto coloca o implante na distal do primeiro molar e aumenta a distância A-P). Idealmente, o implante deve ter 5 a 6 mm de diâmetro. Esta é uma posição chave do implante.

O centro do segundo molar está 8 a 10 mm distal do centro do primeiro molar. Esta posição é mais importante para a arcada edêntula com uma forma de arcada dentada cónica, tipos de osso D4 ou factores de força severos. Opções de Sobredentadura Maxilar A principal vantagem de uma IOD maxilar em comparação com uma prótese fixa é a capacidade de fornecer um rebordo para suporte do lábio maxilar e a redução dos custos em comparação com uma restauração fixa. Consequentemente, antes da seleção de um tipo de prótese específico e para facilitar o diagnóstico, a flange labial acima dos dentes maxilares da prótese existente (ou a prova em cera de uma prótese nova) pode ser removida e o aspeto facial do lábio maxilar sem apoio labial avaliado. Se o lábio maxilar necessitar de apoio adicional, estão disponíveis duas opções:

É efectuado um enxerto ósseo na pré-maxila antes ou em conjunto com a colocação do implante ou na descoberta de uma prótese fixa sobre implantes.

Um IOD maxilar é fabricado com uma flange labial na prótese. As complicações do IOD maxilar, como o desgaste do encaixe e a fratura da prótese ou do componente, são mais frequentes do que com uma restauração fixa e ocorrem principalmente como resultado do volume inadequado do acrílico e da resistência mínima da estrutura pequena, em comparação com uma restauração fixa. Foram publicados menos relatórios para o IOD maxilar em comparação com a mandíbula. A maioria destes relatórios discutem restaurações RP-5 com suporte posterior de tecido mole e anterior

retenção de implantes.[13]

Opções de tratamento da sobredentadura de implante maxilar Estão disponíveis apenas duas opções de tratamento para as IODs maxilares, ao passo que estão disponíveis cinco opções de tratamento para as IODs mandibulares. A diferença deve-se principalmente às desvantagens biomecânicas da maxila em comparação com a mandíbula. Os implantes independentes não são uma opção porque a qualidade do osso e a direção da força estão gravemente comprometidas. As barras cantilever geralmente não são recomendadas pelas mesmas razões. Como tal, as duas opções de tratamento estão limitadas a uma restauração RP-5 com quatro a seis implantes com algum suporte de tecido mole posterior, ou uma restauração RP-4 com 7 a 10 implantes (que é completamente suportada, retida e estabilizada por implantes). O CHS é crítico para as sobredentaduras maxilares e, mais frequentemente, a falta de espaço pode comprometer a posição do dente em comparação com a situação mandibular. O requisito de CHS anterior maxilar é maior do que a dimensão posterior. É necessário um mínimo de 15 mm de CHS anterior e 12 mm de espaço posterior para as IOD, devido às maiores dimensões coronais dos dentes anteriores e às localizações específicas.

<u>Opção 1:</u>

Sobredentadura de implante RP-5 maxilar A primeira opção de tratamento é uma prótese RP-5. Esta opção não é tão benéfica para o paciente, em comparação com as restaurações RP-5 mandibulares. Uma prótese maxilar tem frequentemente uma boa retenção, apoio e estabilidade. Uma IOD maxilar RP-5 pode balançar e ter mais movimento do que uma dentadura, uma vez que os implantes anteriores actuam como um fulcro sob a prótese. As principais vantagens de uma IOD maxilar RP-5 são a manutenção do osso anterior e uma opção de tratamento menos dispendiosa do que uma RP-4 ou uma prótese fixa. O tratamento é menos dispendioso porque não são necessários enxertos sinusais bilaterais e não são necessários implantes de molares. Por conseguinte, este plano de tratamento é frequentemente utilizado como uma transição para uma prótese RP-4 quando as considerações financeiras do paciente exigem um tratamento faseado ao longo de vários anos. A primeira opção de tratamento para uma maxila completamente edêntula utiliza quatro a seis implantes que suportam uma prótese RP-5, dos quais pelo menos três são posicionados na pré-maxila. Com base nas fracas taxas de sucesso relatadas na literatura, nos requisitos biomecânicos específicos e na fraca qualidade óssea, o menor número de implantes para uma sobredentadura maxilar RP-5 deve ser quatro, com uma ampla distribuição A-P. O número e a localização do implante são mais importantes do que o tamanho do implante, mas os implantes devem ter, pelo menos, 9 mm de comprimento e 3,5 mm de diâmetro do corpo. Os implantes principais são posicionados nas regiões dos caninos bilaterais e, pelo menos, numa posição do incisivo central. Outros implantes secundários podem ser colocados na região do primeiro ou segundo pré-molar. Quando não é possível colocar um implante em pelo menos uma posição incisal central, o forame incisivo pode ser considerado para a inserção do implante. Outra alternativa é a utilização de um implante no incisivo lateral. Nestes casos, devido ao spread A-P reduzido e ao incisivo lateral no local mais anterior do implante, a posição do segundo pré-molar também deve ser utilizada no lado contralateral (juntamente com o canino) para melhorar o spread A-P. Seis implantes são frequentemente indicados para uma prótese RP-5 quando os factores de força são maiores. Os implantes são sempre unidos com uma barra rígida. Não existe cantilever distal, e o desenho da barra deve seguir a forma da arcada dentária, mas ligeiramente lingual em relação aos dentes anteriores superiores. A prótese deve ter pelo menos duas direcções de movimento; no entanto, são preferíveis três ou mais. Por conseguinte, pode ser utilizado um clip Dolder ou um O-ring se for colocado no centro da arcada e perpendicular à linha média. Um clip Dolder tem um espaçador sobre o clip para permitir algum movimento vertical antes da rotação. Os O-rings podem ser utilizados imediatamente distal ao último pilar de cada lado ou entre os implantes. Quando são utilizados O-rings intermédios, é proporcionado alívio sobre a parte superior dos implantes distal à barra para permitir o movimento da prótese em direção ao tecido sob forças oclusais posteriores. O RP-5 IOD maxilar foi concebido exatamente como uma prótese completa com palato e flanges totalmente estendidos. Quando são utilizados Orings para reter a restauração, estes podem ser posicionados mais distalmente do que um clip Hader, muitas vezes imediatamente distal à posição do canino. A restauração deve poder mover-se ligeiramente na região incisal durante a função, para que a restauração possa rodar em direção ao tecido mole posterior em torno de um fulcro localizado na posição do canino ou do pré-molar. As vantagens de uma sobredentadura maxilar RP-5 são a retenção e a estabilidade dos implantes. O suporte posterior é obtido a partir do tecido mole. Naturalmente, o outro benefício principal é a manutenção do osso da pré-maxila, devido à estimulação do implante. Existe também uma taxa reduzida em comparação com uma prótese RP-4, uma vez que não são necessários enxertos sinusais bilaterais para implantes molares e o número de implantes pode ser apenas quatro.

<u>Opção 2:</u>

Overdenture de implante RP-4 maxilar A segunda opção para uma IOD maxilar é uma prótese RP-4 com 7 a 10 implantes, que é rígida durante a função. Esta opção é o desenho IOD preferido porque mantém um maior volume ósseo e proporciona maior segurança e confiança ao paciente em comparação com uma prótese ou restauração RP-5. No entanto, o custo do tratamento é semelhante ao de uma prótese fixa. A perda de osso na pré-maxila requer um enxerto ósseo ou um enxerto de hidroxiapatite para suporte labial para uma prótese fixa ou uma flange labial para suporte labial para um IOD maxilar. Infelizmente, muitos profissionais acreditam que a sobredentadura RP-4 requer menos implantes e menos atenção à biomecânica da carga oclusal, apenas porque a restauração é removível. Na opinião do autor, esta é a principal causa de fracasso dos implantes nas próteses removíveis maxilares. Factores combinados como o custo reduzido, o medo do paciente em relação ao enxerto ósseo e a falta de formação avançada do médico são muitas vezes os factores determinantes que motivam a escolha de uma IOD maxilar. Os enxertos ósseos para toda a pré-maxila para uma prótese fixa podem exigir a crista ilíaca como local doador porque são necessários volumes maiores de osso. O planeamento do tratamento para as sobredentaduras maxilares RP-4 é muito semelhante ao das próteses fixas, porque o IOD é fixo durante a função. Duas das principais posições de implante para a IOD maxilar RP-4 são os caninos bilaterais e a metade distal das posições do primeiro molar. Estas posições requerem normalmente enxertos sinusais na posição molar. Os implantes posteriores adicionais estão localizados bilateralmente na posição pré-molar, de preferência no segundo pré-molar. Para além disso, é frequentemente necessário pelo menos um implante anterior entre os caninos. O implante anterior pode frequentemente ser colocado no canal incisivo, quando existe uma largura óssea inadequada. Por conseguinte, sete implantes é o número mínimo para uma opção de tratamento RP-4. Quando os factores de força são maiores, os locais seguintes mais importantes são as posições dos segundos molares (bilateralmente) para aumentar a expansão A-P e melhorar a biomecânica do sistema. Pode ser colocado um décimo implante na pré-maxila para uma forma de arco cónico. Os 7 a 10 implantes são unidos em torno da arcada com uma barra rígida. Normalmente, são posicionados quatro ou mais acessórios à volta da arcada. Isto proporciona uma prótese de sobredentadura estável e retentiva. Normalmente, é mantida a cobertura palatina. Isto ajuda a evitar problemas de fala e impactação de alimentos. O esquema oclusal para esta restauração RP-4 é semelhante ao de uma prótese fixa: oclusão cêntrica à volta da arcada e apenas contacto anterior durante as excursões mandibulares (a menos que se oponha a uma prótese completa mandibular). A sobredentadura maxilar deve ser removida durante o sono para evitar a parafunção nocturna. Se o doente usar sobredentaduras maxilares e mandibulares, apenas a restauração mandibular tem de ser removida.[13]

<u>Complicações da prótese fixa versus sobredentadura</u>

A cobertura palatina da maioria dos IODs maxilares deve ser semelhante a uma prótese completa. A extensão da gama de desenhos de palato completo a palato em ferradura foi relatada na literatura com vários graus de sucesso. Muitos utilizadores de próteses maxilares adaptam-se facilmente ao palato de resina acrílica. No entanto, muitos dentistas restauradores eliminam rotineiramente o palato nas próteses sobre implantes maxilares, com consequências como o aprisionamento de alimentos (porque a língua esmaga frequentemente os alimentos contra o palato e empurra os resíduos alimentares para debaixo da restauração) e a fala prejudicada (porque o ar é forçado para debaixo da aba palatina e para cima da aba vestibular da prótese). O doente raramente se queixa destes dois problemas com uma prótese e, como resultado, fica insatisfeito com a restauração final com implantes. Além disso, o risco de fratura da prótese aumenta quando o palato é removido, porque o volume de acrílico é reduzido. Por conseguinte, o palato da prótese deve normalmente ser mantido com o IOD. Alguns pacientes expressam um desejo primário de eliminar o palato da prótese total maxilar. Estes doentes incluem os que se sentem amordaçados e os doentes que se sentem desconfortáveis com qualquer coisa que se aproxime do palato mole, os doentes com tori ou exostoses, os cantores e actores devido a uma alteração da voz causada pela alteração do volume da prótese, os consumidores de comida e vinho que utilizam o seu palato para saborear diferenças subtis nas preparações e um novo utilizador de prótese que não esteja familiarizado com o aspeto palatino de uma prótese maxilar. Consequentemente, as necessidades e os desejos dos pacientes podem exigir que o palato natural do paciente seja deixado descoberto aquando da utilização de uma sobredentadura maxilar. Para reduzir as complicações da fala ou da impactação de alimentos, a seguinte técnica tem sido utilizada com algum sucesso. O palato da prótese pré-existente é revestido com uma pasta ou spray indicador de pressão. Pede-se ao doente que pronuncie as consoantes linguoalveolares T e D. Em doentes dentados, quando estes sons são produzidos, a ponta da língua entra em contacto com o rebordo alveolar anterior e os lados da língua estão em contacto estreito com os dentes maxilares e a gengiva palatina. O palato da sobredentadura maxilar não é eliminado mais do que 5 mm depois da área de contacto com a língua. Isto assegura que a língua continuará a entrar em contacto com a resina acrílica no palato e evitará que os alimentos e o ar sejam forçados para debaixo da prótese. O modelo de processamento para a prótese é então marcado com 1 mm de largura e 1 mm de profundidade com uma broca redonda correspondente a esta posição. A linha de marcação prossegue a partir da incisura hamular na parte posterior, ao longo do palato duro 5 mm medialmente ao ângulo do rebordo alveolar-linha palatina (posição da artéria palatina maior), até ao aspeto anterior 5 mm distal à posição da língua anteriormente referida.

O molde não é marcado sobre a sutura palatina média porque este tecido mole é muito fino e não pode ser pressionado facilmente. Quando a prótese é processada, um pequeno lábio de resina acrílica preenche esta linha de marcação e, quando a sobredentadura é inserida, pressiona suavemente o tecido ao longo desta região, assegurando um contacto íntimo com o tecido. Isto evita ainda que os alimentos e o ar sejam empurrados para debaixo da sobredentadura. Como a posição "D" e "T" da língua é vários milímetros posterior à posição dos dentes maxilares, vários milímetros de resina acrílica permanecem na pré-maxila. Isto reduz o risco de fratura da sobredentadura maxilar. Os implantes anteriores, a barra de conexão e os acessórios devem ser colocados por lingual em relação à posição dos dentes anteriores, de modo a não interferir com a posição correta dos dentes da prótese. No entanto, esta posição pode aumentar a altura da inclinação palatina na região da pré-maxila, em comparação com a prótese original. Para reduzir esta ocorrência, uma barra e um encaixe de baixo perfil são muitas vezes o desenho de eleição para minimizar o volume da prótese. Antes de conceber o desenho da barra de ligação e do encaixe, é feita uma forma de vácuo ou de prensa do contorno da prótese de prova da dentadura e da sobredentadura pré-existente (semelhante ao método utilizado para a férula cirúrgica), e a férula ajuda a conceber o sistema de encaixe da barra dentro das configurações da prótese final.[52,53,54,55,56]

RESUMO

As IODs maxilares podem ser tão previsíveis como as overdentures mandibulares quando as considerações biomecânicas específicas da maxila são incorporadas no plano de tratamento. Em geral, isto requer implantes em maior número e uma maior consciencialização dos princípios protéticos. Estão disponíveis apenas duas opções de tratamento de IOD maxilar. O menor número de implantes para esta restauração é de quatro a seis implantes para suportar uma prótese RP-5. Uma IOD rígida (RP-4) requer, na maioria das vezes, a colocação de sete ou mais implantes. Por outras palavras, os IODs maxilares são completamente diferentes da sua contraparte mandibular. Na maxila completamente edêntula, um IOD é frequentemente o tratamento de eleição. Ao contrário da mandíbula, o lábio maxilar necessita frequentemente de apoio adicional como consequência da perda óssea. Uma linha labial alta ideal expõe as papilas interdentais entre os dentes anteriores. A utilização de sobredentaduras para substituir os tecidos duros e moles é mais fácil do que tentar fazê-lo com osso e tecidos moles ou restaurações de porcelana para metal. Uma sobredentadura completamente suportada por implantes requer o mesmo número e posição de implantes que uma restauração fixa. Assim, os enxertos sinusais e os implantes anteriores são normalmente indicados, quer a restauração seja fixa ou amovível.[13]

CONSIDERAÇÕES OCLUSAIS PARA PRÓTESES IMPLANTO-SUPORTADAS

A escolha de um esquema oclusal para próteses implanto-suportadas é vasta e frequentemente controversa. Quase todos os conceitos se baseiam naqueles desenvolvidos com dentes naturais e são transpostos para sistemas de suporte de implantes quase sem modificações. Não foram publicados estudos clínicos controlados que comparem as várias teorias de oclusão de implantes. As taxas de sobrevivência dos implantes relatadas por diferentes profissionais encontram-se frequentemente dentro de intervalos semelhantes, apesar de as diretrizes de restauração serem diferentes. No entanto, estas afirmações não pretendem diminuir a importância da oclusão e a procura de relações exactas e precisas. Uma vez alcançada a fixação rígida, a angulação, o nível ósseo da crista, o contorno e a saúde gengival, o stress para além dos limites fisiológicos é a principal causa da perda óssea inicial em redor dos implantes. O dentista restaurador tem responsabilidades específicas para reduzir a sobrecarga na interface osso-implante. Estas incluem um diagnóstico correto, que conduza a um plano de tratamento concebido com um suporte adequado baseado na variação individual; métodos para obter uma moldagem passiva com retenção e forma adequadas e carga progressiva para melhorar a quantidade e a densidade do osso e reduzir ainda mais o risco de tensão para além dos limites fisiológicos. O principal fator remanescente é o desenvolvimento de conceitos oclusais em harmonia com o resto da

sistema estomatognático.[13]

Os factores oclusais são um requisito primário para a sobrevivência a longo prazo, especialmente quando a parafunção ou o suporte marginal da base estão presentes. Um padrão oclusal deficiente aumenta e localiza as forças, e nestas regiões ocorrem mais frequentemente complicações da prótese, do suporte ósseo, ou de ambos. Neste capítulo, as avaliações de séries de casos clínicos são combinadas e inter-relacionadas com análises de elementos finitos, próteses básicas e princípios biomecânicos ósseos que reduzem as forças localizadas e estabelecem uma filosofia oclusal consistente.

Considerações oclusais

Forças transosteais

Os sinais precursores de trauma oclusal em dentes naturais são geralmente reversíveis e incluem sensibilidade, hiperemia ou um aumento da mobilidade.[57] A presença de uma membrana periodontal nos dentes naturais reduz significativamente a quantidade de stress para o osso, especialmente na região da crista.[58] A evidência clínica para este facto é o aumento global da região da membrana periodontal devido ao trauma oclusal observado nas radiografias, e não apenas localizado na crista. O dente está presente na boca desde a infância, e a mecânica óssea circundante desenvolveu-se em resposta às cargas biomecânicas. Por isso, um dente é frequentemente preparado para quaisquer forças adicionais exercidas por uma prótese anexada.

Os sinais e sintomas iniciais reversíveis de trauma em dentes naturais não ocorrem com implantes endósteos. A ausência de interface de tecido mole entre o corpo do implante e o osso resulta na maior magnitude de força localizada em torno da região óssea transóssea do implante.[59] A magnitude da tensão pode causar microfracturas ósseas e problemas mecânicos com a prótese ou o implante. Em vez dos sinais e sintomas reversíveis encontrados nos dentes, a perda óssea dos implantes ou as restaurações não seguras ocorrem frequentemente sem quaisquer sinais de aviso. A sensibilidade oclusal dos implantes é invulgar e significa complicações mais avançadas. A perda de crista óssea à volta do implante não é reversível sem intervenção cirúrgica e resulta numa diminuição do suporte do implante e no aumento da profundidade da bolsa do sulco. Consequentemente, a menos que a densidade do osso aumente ou a quantidade ou duração da força diminua, a condição progredirá e até acelerará até à perda do implante. Os elementos para diminuir as forças da crista óssea são implementados nos desenhos oclusais.[13]

Os implantes estão sujeitos a cargas oclusais repetidas que podem levar a fracturas de tensão microscópicas, endurecimento por trabalho e fadiga. Os componentes do implante, os parafusos de coping ou o cimento não se conseguem adaptar a estas condições e acabam por fraturar. O implante tem de desempenhar o seu papel durante dezenas de anos e as complicações a longo prazo relacionadas com a fratura ainda não são conhecidas. Por conseguinte, as forças da oclusão podem resultar em alterações subtis que são difíceis de discernir, mas que podem causar problemas mais graves a longo prazo para a sobrevivência, em resultado de complicações do osso e/ou dos componentes do implante.

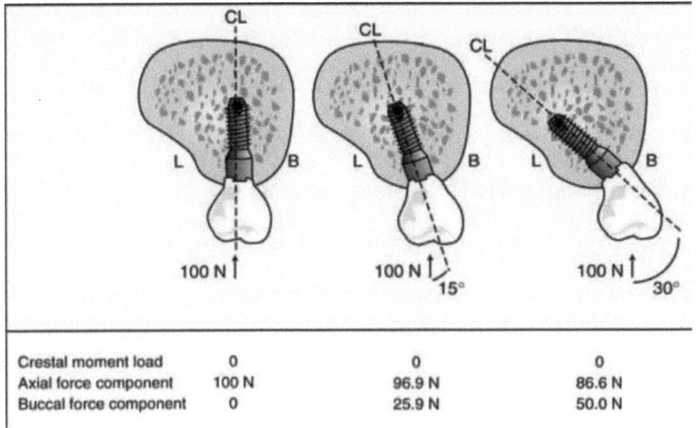

Qualquer força oclusal pode ser dividida em três direcções ou vectores. A direção primária da força é a maior em quantidade ou intensidade.[59] As forças primárias de oclusão devem ser direcionadas para o eixo longo do corpo do implante e não para a haste do pilar. Uma força ao longo do eixo longo do corpo do implante distribui menos força pelo osso da crista circundante. Os pilares angulados são utilizados principalmente para melhorar o trajeto de inserção da prótese. O pilar angulado a 30 graus carregado no eixo longo do pilar irá transmitir maiores tensões de compressão e tração à crista óssea em redor do corpo do implante, em comparação com o mesmo implante com um pilar angulado carregado na direção do eixo longo do corpo do implante. Quanto maior for o ângulo entre a força primária e o corpo do implante, maior será a quantidade de tensões de compressão e de tração na crista óssea com um implante de fixação rígida.

1.4 implante.

As cargas laterais na região da crista do implante aumentam ainda mais quando a altura da coroa aumenta ou quando estão presentes na porção em cantilever da prótese.3 Por conseguinte, sempre que possível, os corpos dos implantes devem ser submetidos principalmente à componente vertical da carga oclusal. As forças horizontais ou laterais aumentam a quantidade de tensão de compressão e tração no local transósseo da crista do implante e devem ser reduzidas ou eliminadas, especialmente quando o rácio entre a altura da coroa e o comprimento do implante é superior a 1, ou quando estão presentes em próteses cantilever.

Os contactos oclusais prematuros resultam numa carga localizada das coroas de contacto opostas. Uma vez que a tensão é definida como força por área, o contacto prematuro proporciona uma área mínima para distribuir a carga e a quantidade de tensão aumenta drasticamente. Toda a força oclusal é aplicada a uma região em vez de ser partilhada por vários pilares e/ou dentes. Além disso, o contacto prematuro é, na maioria das vezes, num plano inclinado, dando assim uma maior componente horizontal à carga e aumentando as tensões de compressão e tração na crista. A eliminação dos contactos oclusais prematuros é especialmente importante na parafunção habitual, uma vez que a quantidade, a direção e a duração da carga aumentam. As cargas de desvio são normalmente contactos oclusais faciais ou linguais e não no eixo longo do corpo do implante. O contacto oclusal raramente é colocado sobre um orifício de acesso oclusal para um parafuso de coping, uma vez que o acrílico se desgasta rapidamente e resulta na ausência de contacto. Por conseguinte, as cargas de desvio são mais comuns quando são utilizados parafusos oclusais na prótese.

Os princípios gerais relativos à direção da carga no corpo do implante são os seguintes

1. As cargas axiais no corpo do implante produzem menos tensão de compressão e de tração.

2. As cargas horizontais produzem um aumento das tensões de compressão e de tração.

3. Os contactos prematuros resultam numa maior tensão, frequentemente nas inclinações laterais das cúspides.

4. As próteses aparafusadas têm frequentemente corpos de implante mais linguais em comparação com as restaurações cimentadas e resultam em maiores cargas de compensação.

Biomecânica óssea

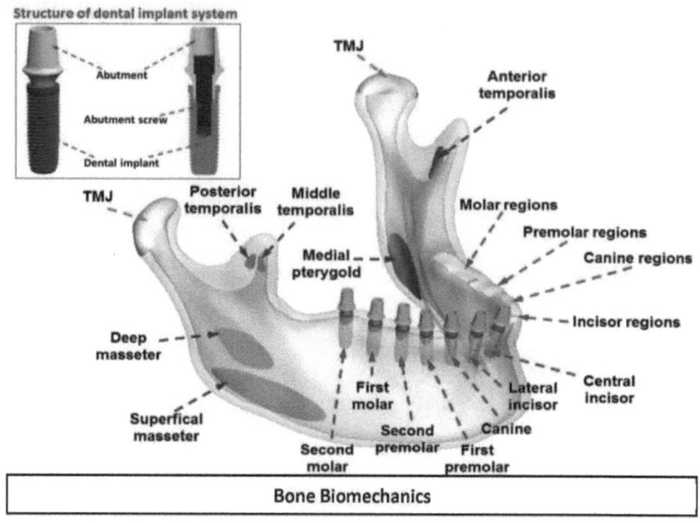

Resistência óssea O osso é mais forte sob forças de compressão, menos forte à força de tração e significativamente mais fraco ao cisalhamento.3,6 Sob uma força axial, o osso tem uma resistência à compressão de 193 megapascal (MPa), limites de tração de 133 MPa e limites de cisalhamento de 68

MPa. Consequentemente, os desenhos oclusais têm como objetivo reduzir a força de tração e eliminar as forças de cisalhamento sempre que possível. Uma carga axial sobre o eixo longo de um implante distribui mais tensão de compressão do que as forças de tração ou de cisalhamento. Qualquer carga aplicada num ângulo pode ser dividida em forças normais e de cisalhamento. Quanto maior for o ângulo da carga em relação ao eixo longo do implante, maiores serão as tensões de compressão, tração e cisalhamento. [57,58,59] Por conseguinte, não só a quantidade de tensão aumenta com uma carga angular, como também o tipo de tensão se converte

134

em mais componentes de tração e de cisalhamento. Uma vez que o osso é mais forte em compressão, o efeito negativo das cargas angulares é reforçado. Como as cargas horizontais ou laterais causam um aumento na quantidade de tensão e forças de cisalhamento na crista da crista, essas cargas devem ser reduzidas dentro do esquema oclusal, especialmente em sistemas mecânicos que aumentam a força, como cantilevers ou coroas com maiores proporções coroa/implante. Um vetor primário de força compressiva numa porção de cantilever unilateral de uma prótese parcial fixa também aplica força de cisalhamento e de tração no pilar mais distante. Por conseguinte, sugere-se que se estabeleçam contactos oclusais mais leves nos cantilevers.

Direção da força

O ângulo da força no osso afecta o limite fisiológico das resistências à compressão e à tração do osso. Uma força aplicada num ângulo de 30 graus diminui os limites de resistência do osso de 193 MPa para 173 MPa em compressão e de 133 MPa para 100 MPa em tensão. Uma força de 60 graus reduz ainda mais os limites para 133 MPa sob compressão e 60,5 MPa sob tensão). Assim, a carga angular aumenta a quantidade de tensão à volta do corpo do implante, transforma uma maior percentagem da força em força de tração e de corte e reduz a resistência óssea em compressão e tensão. Em contrapartida, a tensão à volta do corpo do implante é menor e a resistência do osso é maior sob uma carga axial ao corpo do implante. Todos estes três factores exigem a eliminação das forças laterais. A carga axial do implante é especialmente necessária quando a intensidade da força e/ou a sua duração aumenta (ou seja, parafunção). Os desenhos oclusais devem incluir cargas axiais nos corpos dos implantes e, quando não for possível, devem incorporar mecanismos para diminuir o efeito negativo das cargas laterais.

Biomecânica

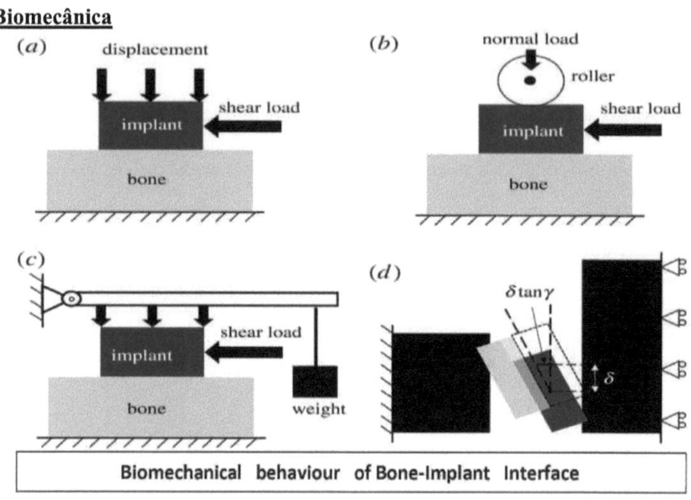

Várias caraterísticas ajudam a diminuir os efeitos das cargas horizontais responsáveis pela tensão e pelo cisalhamento na crista do rebordo. Estas incluem o diâmetro do implante e o número de implantes que suportam a prótese e distribuem a carga. Um parâmetro importante na oclusão da prótese sobre implantes é o suporte adequado da área de superfície. A tensão é uma função da força por área. É preferível errar por ter demasiado apoio, do que ficar aquém dos requisitos necessários.

Os implantes mais largos têm uma maior área de contacto com o osso na crista do que os implantes estreitos. Como resultado, as forças de compressão e de tração são reduzidas com implantes mais largos. Por outro lado, os implantes estreitos em forma de raiz têm menos área de superfície e transmitem maiores tensões na crista do rebordo[58,59] . Por conseguinte, quando são utilizados implantes estreitos em regiões que recebem forças maiores, são indicados implantes esplintados adicionais para compensar o seu desenho estreito e ajudar a diminuir e distribuir a carga por uma região mais ampla. Quando as forças são aumentadas em intensidade, duração ou ambas (por exemplo, parafunção), pode ser necessário aumentar o rebordo para colocar implantes mais largos para compensar o aumento das cargas. O tipo de prótese também pode ser modificado para reduzir as cargas oclusais de uma restauração fixa (FP-1 a FP-3) para uma prótese amovível (RP-4). Isto é mais eficaz quando a parafunção nocturna está presente e a restauração pode ser removida para eliminar a condição. Além disso, podem ser incluídos elementos de alívio de tensão na restauração removível e permitir que o tecido mole ajude a dissipar as cargas (restaurações RP-5).

Quanto mais larga for a mesa oclusal, mais frequentemente ocorrem contactos deslocados durante a mastigação ou a parafunção. Os implantes com forma de raiz mais larga oferecem uma área mais ampla para contactos oclusais axiais e transmitem menos forças no local transósseo sob cargas de compensação do que os implantes com forma de placa ou de raiz estreitas. Quanto mais estreito for o corpo do implante, maior será a importância da largura da mesa oclusal e da carga axial do corpo do implante. Por conseguinte, a dimensão faciolingual da mesa oclusal em que os contactos são aceitáveis está diretamente relacionada com a largura do corpo do implante. Durante a mastigação, a quantidade de força utilizada para penetrar o bolo alimentar também está relacionada com a largura da mesa oclusal.

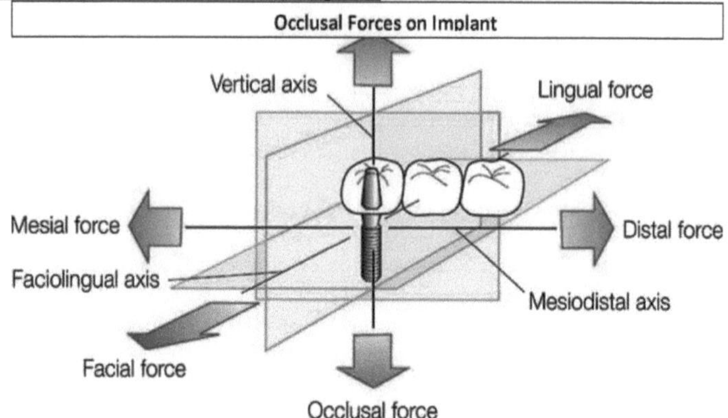

Muitas análises oclusais com dentes naturais sugerem uma desclusão anterior em excursões.[13] O ligamento periodontal dos dentes naturais diminui a quantidade de carga da crista sob cargas verticais e horizontais, em comparação com implantes de fixação rígida. O maior diâmetro cervical dos dentes também diminui as cargas da crista. Como resultado, os dentes naturais têm um elemento de alívio de tensão maior do que os implantes, particularmente sob forças laterais. Se estiverem presentes dentes anteriores saudáveis, ou caninos naturais, o esquema oclusal utiliza esses dentes para distribuir a carga horizontal durante as excursões mandibulares. O sistema estomatognático exerce menos força quando os segmentos posteriores não estão em contacto. Comparações de medidas de força de mordida anterior com quantidades de força de mordida posterior, e estudos electromiográficos confirmam este resultado.[13] Por conseguinte, quer a secção anterior seja suportada por implantes ou por dentes, os componentes posteriores devem ser revelados em todas as excursões laterais quando se opõem a dentições fixas. As forças laterais resultantes são distribuídas apenas aos segmentos anteriores dos maxilares para diminuir a quantidade de força contra a dentição anterior e posterior. Além disso, isto elimina completamente as forças laterais nos implantes posteriores.

Dentes naturais e implantes

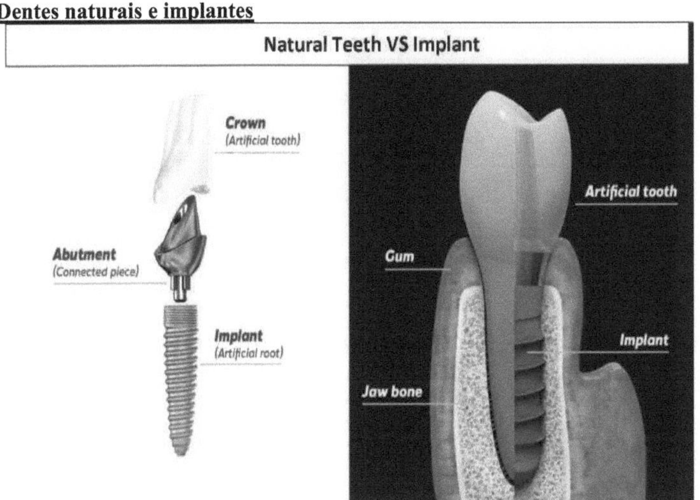

Tem havido controvérsia quanto ao facto de um implante de fixação rígida poder continuar a ser bem sucedido quando ligado a dentes naturais. Uma vez que o implante não tem membrana periodontal, as preocupações centram-se na possibilidade de o implante "não móvel" suportar a carga total da prótese quando unido ao dente natural "móvel". A mobilidade real dos potenciais pilares naturais pode influenciar o tratamento mais do que qualquer outro fator. Na prótese fixa implante-dente, quatro componentes importantes podem contribuir para o movimento do sistema: o implante, o osso, o dente e a prótese.

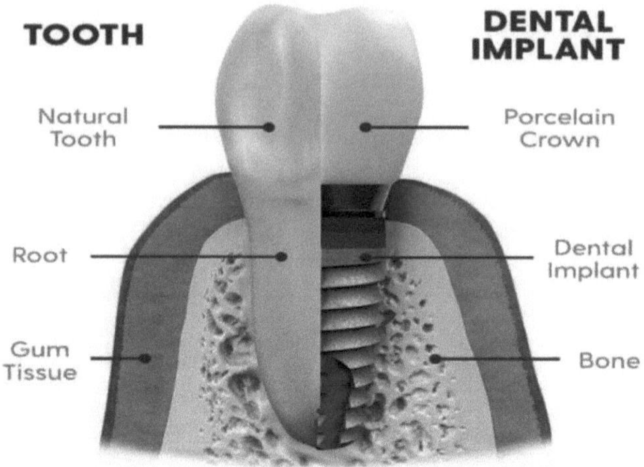

A preocupação com a diferença entre o movimento do dente e o movimento do implante não deve ser restrita às situações em que essas entidades estão conectadas. Quando um implante é colocado numa arcada parcialmente edêntula, muitos elementos biomecânicos semelhantes estão presentes, quer os dentes estejam esplintados ao implante, quer sejam independentes. O movimento dentário varia entre 8 e 28 a. na direção vertical sob uma força de 3 a 5 libras (lbf), dependendo do tamanho, número e geometria das raízes e do tempo decorrido desde a última aplicação de carga.[13] Uma vez que o movimento dentário inicial ocorre, o movimento dentário secundário reflecte a propriedade do osso circundante e é muito semelhante ao movimento osso-implante. O movimento axial de um implante varia de 3 a 5 u.m e tem pouca correlação com o comprimento do corpo do implante. Uma vez que a diferença no movimento vertical pode atingir 25 p,m, os contactos oclusais iniciais devem ter em conta esta diferença, caso contrário o implante será mais carregado do que os dentes adjacentes. Por conseguinte, é utilizado papel de articulação fino para o ajuste oclusal inicial em oclusão de relação cêntrica sob uma força de batimento ligeira. A prótese do implante não deve entrar em contacto, e os dentes adjacentes devem apresentar contactos maiores. Apenas os contactos oclusais axiais devem estar presentes na coroa do implante. É então aplicada uma força oclusal de relação cêntrica mais pesada. Os contactos devem permanecer axiais sobre o corpo do implante, e podem ser de intensidade semelhante na coroa do implante e nos dentes adjacentes. Quando o ajuste oclusal estiver concluído em oclusão de relação cêntrica, podem ser avaliados os movimentos laterais e protrusivos. Ao opor-se a uma dentição fixa, nenhum implante ou dente posterior deve entrar em contacto com qualquer movimento mandibular excursivo.

O movimento horizontal dos dentes anteriores naturais varia entre 64 e 108 u.m. Um implante tem um movimento lateral que varia entre 12 u.m (buco-lingual em osso denso) e 140 (um em osso muito mole (raramente observado nas regiões anteriores). Quando uma combinação de dentes anteriores não aplanados e implante está presente na maxila ou mandíbula anterior, as forças produzidas durante as excursões laterais mandibulares devem ser distribuídas inicialmente e principalmente para os dentes naturais. Se não estiverem presentes dentes anteriores na direção da excursão, dois ou mais implantes esplintados devem distribuir a força lateral.

- Podem ser necessários três ou mais implantes da Divisão A para forças parafuncionais (bruxismo) em cada direção de excursão.

- Em resumo: Os dentes movem-se mais no movimento vertical (contacto mais forte do que um implante adjacente ou ligado).

- Os dentes anteriores têm mais movimento horizontal (excursões) (contacto inicial e mais pesado do que um implante adjacente ou ligado).

- Se forem apenas implantes anteriores, dois ou mais implantes devem distribuir cada carga lateral (frequentemente são necessários quatro implantes para uma pré-maxila edêntula); para o bruxismo, são necessários três ou mais implantes em cada excursão.

Reabsorção óssea

Após a remoção dos dentes naturais, o osso remodela-se até à altura igual ou inferior ao nível mais baixo das placas corticais laterais. Assim, a coroa do implante é maior do que a coroa anatómica natural, mesmo em osso da Divisão A. O componente primário da força oclusal é determinado antes da colocação do implante. Numa crista edêntula com altura e largura abundantes e pouca reabsorção, o implante pode ser colocado numa posição mais ideal para a oclusão e estética. É tomada uma decisão no início do tratamento sobre a utilização de um pilar para parafuso ou para cimento na restauração. Uma restauração cimentada permite posicionar o corpo do implante diretamente sob o contacto oclusal primário. Um implante é melhor inserido quando é colocado no meio da largura restante do osso, ou ligeiramente em direção ao osso mais denso da placa lingual. As concavidades faciais são evitadas, o osso cortical facial mais fino é protegido e esta abordagem resulta em menos erros cirúrgicos com deiscência labial ou lingual nos corpos dos implantes.

Consequentemente, quer seja na maxila ou na mandíbula, o implante é colocado sob a região da fossa central do dente natural. Para carregar o corpo do implante na direção axial, o contacto oclusal primário deve ser a região da fossa central na divisão A do osso. Isto permite que os dentes naturais mandibulares posteriores que se opõem a um implante maxilar tenham a cúspide vestibular mandibular como contacto primário. No entanto, os implantes mandibulares que se opõem a dentes naturais maxilares devem utilizar a cúspide lingual maxilar como contacto primário.

O osso continua a reabsorver a partir do aspeto facial, diminuindo ainda mais a largura do osso (Divisão B). Nestas condições, o implante é frequentemente colocado sob a posição da cúspide lingual relativamente ao dente natural na mandíbula ou maxila. O corpo do implante deve ser idealmente colocado perpendicularmente ao plano oclusal. Na mandíbula, a cúspide vestibular da coroa do implante é reduzida em altura para corresponder à fossa central original e a mesa oclusal é reduzida a partir do aspeto facial para permitir a carga axial do corpo do implante.

No maxilar, a coroa do implante deve manter as cúspides vestibulares deslocadas para fins estéticos. No entanto, a mesa oclusal mandibular é modificada para permitir a carga axial do corpo do implante maxilar, e a mesa oclusal maxilar pode ser reduzida a partir do aspeto lingual. No maxilar anterior, as concavidades labiais podem exigir que o implante seja angulado para longe do osso labial e que o pilar seja direcionado para o contorno da coroa facial. Estes corpos de implante são mais frequentemente carregados num ângulo, sendo necessário um pilar protético angulado. São necessários implantes de maior diâmetro ou mais implantes para reduzir a tensão na crista óssea. Pode ser necessário um aumento do rebordo antes da colocação do implante, para melhorar a colocação do implante e aumentar o tamanho do diâmetro do implante, especialmente em doentes com bruxismo grave. Em resumo, o corpo do implante é colocado no meio da crista óssea edêntula, que se encontra na região da fossa central ou mesmo mais lingual. Consequentemente, os conceitos oclusais dos dentes naturais devem ser modificados de modo a que o contacto oclusal primário seja axial ao corpo do implante e não à cúspide vestibular do dente natural mandibular.

Esquemas oclusais

- O objetivo de um esquema oclusal é manter a carga oclusal que foi transferida para o corpo do implante dentro dos limites fisiológicos de cada paciente. Estes limites não são os mesmos para todos os pacientes e restaurações. As forças geradas por um doente incluem a parafunção, a dinâmica mastigatória, o tamanho da língua, a posição da arcada do implante, a localização e a forma da arcada do implante. O implantodontista pode dissipar estes factores de força selecionando o tamanho, número e posição adequados do implante, utilizando elementos de alívio de tensão, aumentando a densidade óssea através de carga progressiva e selecionando o esquema oclusal adequado.

- A filosofia oclusal para implantes dentários é altamente variável e depende de vários parâmetros. A posição, o número, o tamanho e o desenho do implante e do dente natural produzem uma miríade de combinações possíveis.

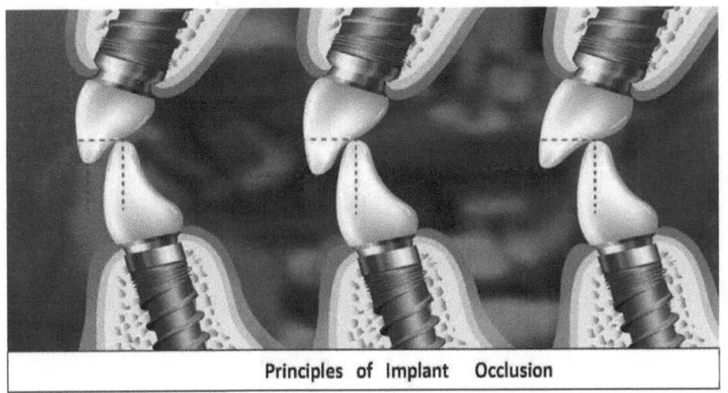

Muitos destes conceitos são também indicados para uma restauração fixa suportada por implantes. Quando os dentes estão presentes, a crista edêntula posterior maxilar está posicionada ligeiramente mais facialmente do que a arcada mandibular. Quando os dentes maxilares são perdidos, a largura da crista edêntula diminui na direção medial à medida que evolui: Divisão A para B, Divisão B para C e Divisão C para D. Como resultado, na maxila, o local do implante permucoso desloca-se gradualmente para a linha média à medida que o rebordo se reabsorve. O aumento subantral permite implantes endosteais mesmo em cristas anteriores da Divisão D. Por conseguinte, o local permucoso do implante posterior do maxilar pode até ser lingual em relação ao dente mandibular natural oposto.

O implante maxilar posterior é mais frequentemente posicionado sob a região da fossa central do dente natural no osso da Divisão A. A mesa oclusal do maxilar não pode ser reduzida a partir do aspeto facial, porque afectará a estética da restauração e pode exigir uma coroa de pilar com rebordo modificado. Um implante maxilar que se oponha a um molar mandibular natural pode ter a cúspide vestibular inferior como contacto primário com a fossa central da coroa do implante maxilar. O aspeto lingual da coroa do implante maxilar é frequentemente reduzido em altura e largura quando o implante se encontra sob a fossa central do maxilar, para reduzir as cargas de desvio lingual na região posterior.

O implante posterior mandibular também é colocado sob a região da fossa central do dente natural. Quando os implantes maxilares e mandibulares se opõem um ao outro nas regiões posteriores da Divisão A, a cúspide vestibular mandibular pode ser posicionada mais medialmente e com altura reduzida mais perto e sobre o implante mandibular no centro da crista e ocluir com a região da cúspide lingual da fossa central das coroas sobre o(s) implante(s) maxilar(es), que são reduzidos em largura. Isto reduz a mesa oclusal geral na mandíbula. Se os implantes opostos não puderem carregar ambos os corpos do implante numa direção axial, o implante mais fraco (em termos de densidade óssea, diâmetro, comprimento, etc.) é protegido pela carga axial em detrimento do implante mais eficiente relativamente a estas condições. [13]

Quando o implante mandibular se opõe a um dente maxilar natural, a cúspide de contacto primária torna-se a cúspide lingual maxilar que se opõe à coroa do implante mandibular com a cúspide vestibular mandibular de altura e largura reduzidas sobre o corpo do implante. Assim, todos os contactos são mais mediais do que com os dentes naturais. O conceito de oclusão lingualizada posicionada medialmente desenvolvido por Misch para próteses completas também tem aplicação direta em próteses fixas sobre implantes. Os implantes maxilares e mandibulares da Divisão B, que são posicionados sob a cúspide lingual relativamente à posição do dente natural, requerem mesas oclusais mandibulares ainda mais estreitas, para evitar contactos oclusais indesejados. O contacto primário de oclusão num implante mandibular em osso da Divisão B que se opõe a um dente maxilar posterior natural é a cúspide lingual do dente posterior maxilar. A ponta da cúspide lingual do maxilar é modificada para carregar o corpo do implante mais axialmente. A cúspide vestibular da coroa do implante mandibular está localizada sobre o corpo do implante mais medial da Divisão B para reduzir drasticamente a mesa oclusal.

O implante mandibular da Divisão B posicionado medialmente pode mesmo exigir uma coroa cúspide única diretamente sobre o corpo do implante, especialmente quando este é de largura reduzida, como acontece com um implante em forma de placa. O implante na região posterior da mandíbula pode, por vezes, necessitar de angulação para evitar a fossa submandibular e exige a colocação do implante num ângulo medial. Como resultado, é indicado um perfil de coroa de emergência reto lingual e/ou um pilar angulado para limitar a extensão da coroa em direção à língua. Um implante da Divisão B da maxila também é frequentemente colocado sob a região da cúspide palatina. Como a mesa oclusal maxilar não pode ser reduzida em relação à facial por razões estéticas, a cúspide vestibular é deslocada em relação à facial, mas completamente fora de oclusão em relação cêntrica e em todas as excursões mandibulares. A cúspide vestibular do dente natural oposto é reduzida em direção ao aspeto medial e em altura, para eliminar qualquer carga de compensação no implante maxilar. O contacto oclusal primário em oclusão de relação cêntrica é a cúspide palatina maxilar sobre o corpo do implante e a região da fossa central do dente natural mandibular. Quando os implantes de posição Division B são colocados em ambas as arcadas, a prótese maxilar é semelhante à descrita no cenário anterior, e a coroa do implante mandibular é ainda mais reduzida em largura à custa da cúspide vestibular até se obter um componente axial de força, pelo menos dentro de 20 graus. Se isto não for possível, o implante mais fraco em termos de densidade óssea, largura ou tipo de prótese (fixa vs. removível) determina a carga axial, porque é a arcada mais vulnerável. Em conclusão, o corpo do implante deve ser carregado na direção axial. Num rebordo maxilar de divisão A, o implante pode ser colocado sob a região da fossa central dos dentes naturais. Como resultado, a cúspide vestibular do dente natural na arcada mandibular é a cúspide dominante.

O contorno lingual da coroa do implante posterior maxilar deve ser reduzido para eliminar cargas de compensação. A posição da cúspide vestibular deve permanecer semelhante à do dente original para uma estética adequada e deve permanecer fora da oclusão em relação cêntrica e em todas as excursões mandibulares. Quando a reabsorção maxilar altera o rebordo para a divisão B, C ou D, a cúspide lingual maxilar torna-se o contacto primário, porque o implante está localizado sob a cúspide lingual. Assim, os contactos oclusais são diferentes dos esquemas oclusais de um dente natural, podendo mesmo ser posicionados mais medialmente do que a ponta da cúspide lingual natural na presença de osso da Divisão C ou D. A arcada mandibular também se reabsorve em direção à posição medial à medida que muda da Divisão A para a B. No osso da Divisão A, o implante é colocado sob a fossa central, e na Divisão B o implante está localizado sob a região da cúspide lingual de um dente natural. Como resultado, os implantes endósteos mandibulares são sempre posicionados mais medialmente do que a cúspide vestibular. Todos os contactos oclusais são mais mediais do que a oclusão dos dentes mandibulares naturais.

Por conseguinte, quer os implantes sejam colocados no maxilar ou na mandíbula, a oclusão é mais medial do que a maioria dos esquemas oclusais naturais (em que a cúspide vestibular mandibular é a região de contacto dominante). O conceito de oclusão lingualizada posicionada medialmente, desenvolvido por Misch, enfatiza o requisito de carga axial de uma oclusão de implante,[13] e pode ser utilizado para próteses completas suportadas ou opostas por implantes e para restaurações fixas com suporte de implante.

O componente mais fraco

A filosofia do componente mais fraco é utilizada quando um segmento oposto tem diferentes factores de força ou corre um maior risco de complicações do que uma área oposta. Por exemplo, o conceito oclusal numa área maxilar completamente edêntula restaurada com uma prótese completa que se opõe a uma restauração implanto-suportada na mandíbula é determinado pela maxila porque é a área mais fraca. A quantidade de força distribuída a um sistema pode ser reduzida por componentes de alívio de tensão que podem reduzir drasticamente as cargas de impacto no suporte do implante. O tecido mole da prótese tradicional completamente removível que se opõe a uma prótese de implante é deslocado mais de 2 mm" e é um redutor de tensão eficaz. As cargas laterais não resultam numa carga crestal tão grande para os implantes, porque a prótese oposta não é rígida. Como resultado, o conceito oclusal pode ser concebido para favorecer a prótese removível completa, que é a arcada mais fraca. O tratamento com implantes mais comum que inclui uma prótese completa tradicional suportada por tecidos moles é uma prótese maxilar oposta a uma restauração mandibular suportada por implantes. O esquema oclusal para esta condição aumenta o plano posterior de oclusão, utiliza uma "oclusão lingualizada posicionada medialmente" e uma oclusão bilateral equilibrada. Quer a restauração mandibular seja FP-1, FP-2, FP-3, RP-4 ou RP-5, a prótese maxilar segue estas diretrizes.

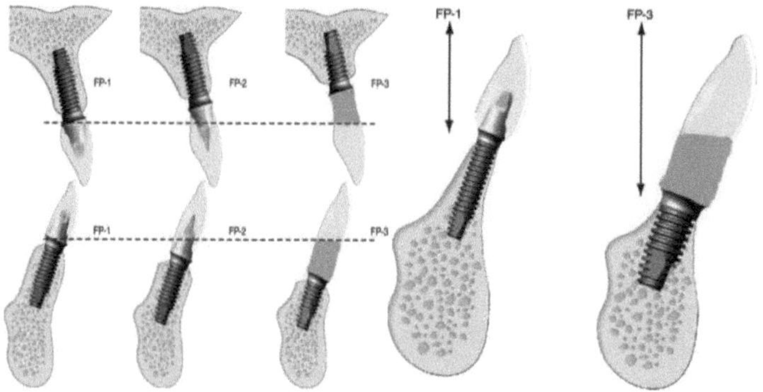

Uma oclusão bilateral equilibrada apresenta, idealmente, contactos em todos os dentes para todos os movimentos oclusais cêntricos e excêntricos. Este é um esquema oclusal popular para próteses removíveis suportadas por tecidos moles, que melhora a estabilidade da prótese maxilar, especialmente durante a parafunção. Contudo, a restauração mandibular suportada por implantes pode exercer uma força maior na pré-maxila do que uma prótese mandibular e pode causar uma perda óssea acelerada. Por conseguinte, a modificação do esquema oclusal visa proteger a pré-maxila sob uma prótese maxilar, através da eliminação total dos contactos anteriores com os dentes anteriores mandibulares em relação oclusal cêntrica. A filosofia do "componente mais fraco" aplica-se aos contactos oclusais axiais nas regiões dos corpos dos implantes, quando estão presentes cantilevers ou áreas de carga compensada. São aplicados contactos mais pesados sobre os corpos dos implantes para reduzir a ampliação das forças de compressão do cantilever mais distal e as forças de tração e de cisalhamento no pilar mais anterior do implante. Sempre que possível, recomenda-se a aplicação de forças oclusais reduzidas e a ausência de contactos laterais em excursões nos cantilevers posteriores ou nos pônticos de compensação anterior. Isto reduz as forças de momento nos pilares e diminui a quantidade de carga óssea da crista nos pilares dos implantes terminais. Se os implantes de ambas as arcadas não puderem ser carregados numa posição axial, a densidade óssea, a área de superfície do implante e o tipo de prótese determinam a área a ser protegida. Os implantes maxilares são mais susceptíveis de serem protegidos com a carga axial.

De modo a seguir a teoria do "componente mais fraco", quando os pônticos cantilever estão em ambas as arcadas, devem opor-se um ao outro. Se os implantes posteriores da maxila fazem cantilever nos dentes anteriores e os implantes anteriores da mandíbula fazem cantilever nos dentes posteriores, o esquema oclusal não pode reduzir as forças em ambos os cantilevers. Neste cenário, o componente mais fraco é normalmente o maxilar anterior, e a força reduzida na região seria apropriada. É melhor que os pônticos do cantilever mandibular se oponham aos implantes maxilares do que a situação inversa. O conceito oclusal de "componente mais fraco" também se aplica à maioria das reconstruções com implantes na maxila anterior. A maxila anterior restaurada com implantes é frequentemente a secção mais fraca de todas as outras regiões da boca reconstruídas com implantes ou com dentes naturais. Implantes mais estreitos, cantiléveres faciais, contactos cêntricos oblíquos, contactos laterais em excursão, densidade óssea D-3, ausência de placa cortical espessa na crista ou no ápice e a incapacidade de colocar frequentemente implantes de incisivos centrais e/ou laterais são caraterísticas do maxilar superior que exigem uma consideração especial ao estabelecer o esquema oclusal.

As próteses fixas ou os dentes naturais que se opõem às restaurações de implantes FP-1 a RP-4 devem seguir esquemas oclusais mutuamente protegidos, sempre que possível. Na protrusão, deve haver ausência total de contacto posterior, especialmente para unidades posteriores em cantilever. A quantidade total de força nas excursões laterais é reduzida na ausência de contactos posteriores. Isto ajuda a reduzir o efeito nocivo das forças laterais nos implantes anteriores. Dois ou mais implantes devem partilhar qualquer força lateral. As excursões laterais devem ocorrer o mais para a frente possível, e a posição do canino deve ser incluída. O componente posterior da arcada restaurada é frequentemente independente da secção anterior, especialmente na mandíbula. As flexões mandibulares distais ao forame mental garantem secções separadas da prótese fixa.[21,25]

Além disso, as forças laterais anteriores durante as excursões não serão distribuídas para a região posterior. Como resultado, dois a quatro implantes suportam cada prótese independente, dependendo do comprimento do vão, da densidade do osso, da magnitude da força, da direção da carga e da duração da carga. Na maioria das vezes, são necessários oito a 10 implantes maxilares para três unidades protéticas separadas. Os implantes posteriores são mais importantes no maxilar, para eliminar os cantilevers e aumentar a distância anterior-posterior dos implantes, o que diminui ainda mais a tensão nos implantes anteriores. Seis a oito implantes para suportar duas ou três unidades separadas são sugeridos na mandíbula para uma restauração fixa que se oponha a uma prótese rígida.

A mandíbula tem um movimento de torção principalmente medial e rotativo durante a abertura e o cerramento. O movimento do osso mandibular é quase completamente limitado às regiões posteriores ao forame mental na maioria dos indivíduos. Como resultado, um número suficiente de implantes anteriores com comprimento e distância antero-posterior aceitáveis pode substituir os dentes mandibulares por um cantilever posterior bilateral rígido de peça única até à região do primeiro molar, sem consequências relacionadas com a flexão da mandíbula. Os cantilevers posteriores são o componente mais fraco do sistema. Por conseguinte, é indicado um menor contacto oclusal nas regiões cantileverizadas e nenhum contacto lateral posterior em qualquer excursão lateral quando se opõe a dentição natural ou uma restauração fixa.

Materiais oclusais

Os materiais na face oclusal das próteses afectam a transmissão de força e a manutenção dos esquemas oclusais. As cargas de impacto dão origem a breves episódios de aumento de força, principalmente relacionados com a velocidade de fecho e o efeito de amortecimento do material oclusal. As cargas de impacto são afectadas pelo material oclusal, enquanto as forças contínuas (por exemplo, com o cerramento) são afectadas de forma mínima. A dureza de um material está relacionada com a absorção do stress provocado pelas cargas de impacto. Uma oclusal totalmente em porcelana tem uma dureza 2,5 vezes superior à dos dentes naturais. A resina acrílica tem uma dureza Knoop de 17 kg/mm2, e o esmalte tem uma dureza de 350 kg/mm2. Uma resina composta pode ter uma dureza de 85% do esmalte. Por conseguinte, as cargas de impacto são reduzidas com o acrílico, aumentam com o compósito, aumentam ainda mais com o esmalte e aumentam ainda mais com a porcelana. O paciente sem parafunção pode ser restaurado com qualquer material oclusal sem risco. Os dentes sem parafunção ocluem menos de 30 minutos por dia, com menos de 30 lbf. No entanto, o bruxismo aumenta a duração, a velocidade e a quantidade de força em 10 vezes. Por conseguinte, o tipo de materiais oclusais pode afetar a interface implante-osso e os componentes com esta condição.

A porcelana, o acrílico e o compósito fracturam com uma carga demasiado grande ou mesmo com uma carga reduzida de maior duração, angulação ou frequência. A utilização de acrílico ou compósito diminui a carga de impacto, mas fracturam mais facilmente. A resistência à compressão da resina acrílica é de 11.000 psi, em comparação com 40.000 psi para o esmalte.26 A resina composta é três vezes mais forte do que o acrílico. A fratura do material é um dos factores mais comuns que leva à refabricação de uma prótese. Os oclusais metálicos não se fracturam facilmente, oferecem uma boa resistência ao desgaste e oferecem menos carga de impacto em comparação com a porcelana. A carga óssea progressiva é efectuada com próteses de transição em acrílico. À medida que o osso amadurece, a quantidade de osso em contacto com o implante aumenta, a densidade do osso aumenta e os efeitos negativos das cargas de impacto diminuem. Sugere-se que os doentes com parafunção utilizem restaurações de transição em acrílico durante períodos prolongados para melhorar a interface osso-implante durante o período de carga progressiva. Após a melhoria da densidade óssea, devem ser consideradas superfícies oclusais metálicas para reduzir as complicações de fratura a longo prazo e reduzir as forças de impacto em comparação com a porcelana. Shultz comparou a diferença entre as próteses de acrílico, ouro e porcelana relativamente à eficiência da mastigação em dois pacientes com próteses idênticas, à exceção do material oclusal. O acrílico foi 30% menos eficiente do que a porcelana, e as superfícies oclusais de ouro foram iguais às superfícies de porcelana.[13]

Manutenção oclusal

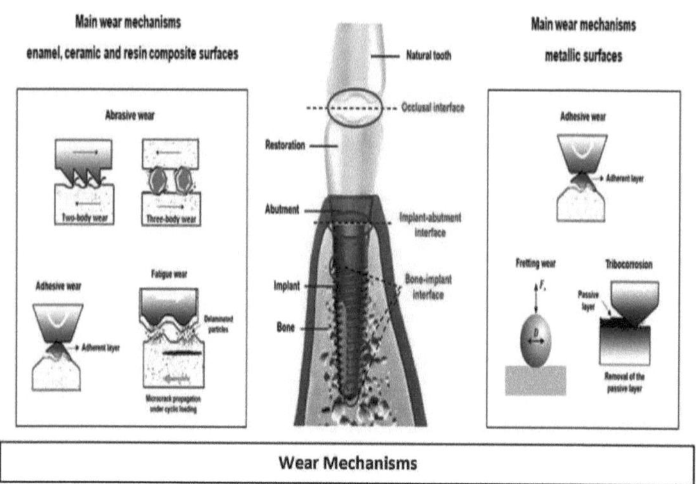

A manutenção de um esquema oclusal está relacionada, em parte, com o desgaste do material. A definição de desgaste é a deterioração, alteração ou perda de uma superfície causada pelo uso.28 Os factores que afectam a quantidade de desgaste incluem a magnitude, o ângulo, a duração, a velocidade, a dureza e o acabamento da superfície da força e da superfície oposta, juntamente com o lubrificante, a temperatura e a natureza química do ambiente circundante.[29] A perda de volume total das superfícies oclusais opostas é o fator mais significativo relacionado com a manutenção oclusal. Uma alteração dos contactos oclusais na relação cêntrica de oclusão e nas excursões, a relação vertical de oclusão e a estética são consequências de um desgaste oclusal significativo.

Foi determinada uma perda de volume média total para esmalte, acrílico, ouro e porcelana opostos entre si. A resina acrílica desgasta-se 7 a 30 vezes mais rapidamente quando se opõe a ouro, resina, esmalte ou porcelana polida, em comparação com ouro que se opõe a ouro, acrílico, esmalte ou porcelana. Como resultado, os contactos oclusais concebidos não são mantidos tão bem a longo prazo e pode ocorrer um aumento das forças laterais quando se utiliza resina em vez de ouro como material oclusal. A diferença no desgaste entre a resina acrílica e a resina composta pode atingir 1,5 mm na altura da cúspide para acrílicos opostos a 2.000 ciclos de desgaste. Por conseguinte, o material que diminui mais a carga de impacto é o material que resiste menos ao desgaste.

Fratura do material

Os implantes, os componentes e a prótese são carregados com uma gama de magnitude, duração, direção e frequência. Como consequência, podem ocorrer deformações permanentes, e a fratura por fadiga e a fluência são uma conclusão esperada após anos de serviço. Estas estão relacionadas com os factores de força. Uma visão a longo prazo destas complicações ainda não é apreciada pela maioria dos profissionais. A longevidade dos implantes dentários requer a consideração do material, da deformação permanente, da fluência ou da fratura. A fratura da porcelana é a terceira condição mais comum que requer a substituição de uma prótese fixa em dentes naturais.[58,59] A espessura ideal da porcelana para evitar a fratura é de aproximadamente 2 mm. Podem ocorrer regiões não suportadas de porcelana em próteses de porcelana para metal FP-2 ou FP-3 quando a superestrutura metálica não é corretamente concebida. Muitos laboratórios dentários fazem coifas muito finas sobre os implantes e os dentes, adicionando depois porcelana à mesa oclusal final. Como resultado, as restaurações FP-2 ou FP-

3 podem ter mais de 6 mm de porcelana sem suporte. O bordo incisal e a posição da mesa oclusal da prótese devem ser claramente planeados antes de a superestrutura ser fabricada.

A fratura do acrílico é uma complicação mais comum nas reconstruções fixas FP-3 do que nas próteses completas. Os dentes de acrílico das próteses tradicionais não recebem as forças demonstradas nas restaurações suportadas por implantes. Para além disso, ao contrário da porcelana, o acrílico obtém a sua força em massa. A superestrutura metálica deve ter regiões de retenção mecânica com resistência adequada às forças de oclusão. As facetas posteriores em acrílico ou compósito fracturam frequentemente, uma vez que existem resistências inadequadas à cedência e à fadiga para a força de mordida obtida em parafunção ou em cantilevers para restaurações fixas. Como resultado, a porcelana ou o metal são frequentemente selecionados como material de escolha. Os oclusais metálicos são utilizados em regiões não estéticas, ou quando existe parafunção ou distância marginal entre arcos. A contração do metal é 10 vezes menor do que a da porcelana, o que permite uma moldagem mais passiva, e o metal não fracturará nem causará desgaste na superfície oposta tanto quanto a porcelana. [13]

RESUMO

As considerações oclusais locais em implantologia incluem as forças transósseas, a biomecânica óssea, a biomecânica básica, as diferenças entre os dentes naturais e os implantes, os músculos da mastigação e a força oclusal, e a reabsorção óssea. A incorporação de todos estes factores conduziu a um esquema oclusal desenvolvido pelo autor. Os esquemas oclusais consideram o componente mais fraco, arcadas edêntulas totais ou parciais, e dentes e/ou implantes posteriores ou anteriores. Uma oclusão lingualizada posicionada medialmente é uma abordagem consistente para os esquemas oclusais de implantes. O material a partir do qual as regiões oclusais são fabricadas pode afetar a carga do implante e também as forças de reação do implante à arcada oposta. Estes materiais oclusais também afectam o desgaste e a fratura, o que afecta os contactos oclusais, a dimensão oclusal vertical e a estética. Este capítulo combina experiência e princípios biológicos para uma abordagem consistente das considerações oclusais.

<u>Oclusão protetora do implante</u>

Um esquema oclusal correto é um requisito primordial para a sobrevivência a longo prazo, especialmente quando existe parafunção ou uma base marginal. Forças oclusais anormais, como as causadas por bruxismo ou cerramento, também podem contribuir para complicações protéticas. Estes hábitos não constituem uma contraindicação para a implantologia dentária, mas devem ser diagnosticados e compensados no desenho protético final. A utilização de protectores adjuntos é obrigatória.

A oclusão protetora do implante (IPO) é um esquema oclusal sugerido para diminuir a sobrecarga na prótese implanto-suportada e permitir o seu funcionamento bem-sucedido na configuração oral. O conceito de IPO aborda várias condições para diminuir a tensão na interface do implante. Este esquema oclusal é uma combinação de vários princípios que têm de ser abordados aquando do fabrico de próteses implanto-suportadas.[6º]

<u>**Componentes:**</u>

Tempo dos contactos oclusais: Uma fórmula biomecânica fundamental é que a tensão é igual à força dividida pela área sobre a qual a força é aplicada (S = F/A). Assim, durante a máxima intercuspidação e oclusão em relação cêntrica, nenhum contacto oclusal deve ser prematuro, especialmente numa coroa suportada por implantes. Este é um critério geral para os dentes naturais, mas o conceito é muito mais importante nas próteses sobre implantes por várias razões. Tem havido controvérsia relativamente ao facto de um implante rigidamente fixado poder continuar a ser bem sucedido quando é aplicado a dentes naturais. Uma vez que o implante não tem membrana periodontal, as preocupações centram-se na possibilidade de o implante "não móvel" suportar a carga total da prótese quando unido ao dente natural "móvel".

O movimento súbito e inicial de um dente natural varia de 8 a 28 μm na direção vertical sob uma carga de 3 a 5 IB, dependendo do tamanho, número e geometria das raízes e do tempo decorrido desde a última aplicação de carga. Uma vez que o movimento inicial do dente ocorre, o movimento secundário do dente reflecte a propriedade do osso circundante e é semelhante ao movimento osso-implante. O movimento axial inicial de um implante não tem um movimento inicial súbito. O implante pode mover-se de 3 a 5 mm depois de uma força adicional provocar o movimento do osso, com pouca correlação com o comprimento do corpo do implante. Uma vez que a diferença inicial no movimento vertical dos dentes e implantes na mesma arcada pode atingir 28 μm, os contactos oclusais iniciais devem ter em conta esta diferença, ou o implante irá suportar cargas maiores do que os dentes adjacentes.

A prótese do implante mal deve entrar em contacto, e os dentes circundantes na arcada devem apresentar contactos iniciais maiores. Apenas devem existir contactos oclusais axiais ligeiros na coroa do implante. Os contactos devem ser de intensidade semelhante na coroa do implante e nos dentes adjacentes quando sujeitos a uma força de mordida maior, porque todos os elementos reagem de forma semelhante à carga oclusal pesada. 1[60,6]

Influência da área de superfície :

Um parâmetro importante na IPO é a área de superfície adequada para sustentar a carga transmitida à prótese. . Quando os implantes de superfície reduzida são sujeitos a cargas anguladas ou aumentadas, as magnitudes de tensão e deformação ampliadas nos tecidos interfaciais podem ser minimizadas através da colocação de um implante adicional na região em causa, o que reduzirá algumas das complicações relatadas na literatura. A chave é colocar um número suficiente de implantes para suportar a prótese. O rácio convencional de implante para unidade protética é de 1:1.

No entanto, para restaurações posteriores, o rácio pode variar. A qualidade óssea variável ou a falta de largura óssea pode exigir 2 implantes por molar unitário substituído. Podem ser colocados dois implantes em rebordos mais estreitos, o que proporcionará um maior apoio anti-rotativo e oclusal e uma maior área de superfície para a osteointegração. Dois implantes posicionados fora do ângulo também proporcionarão um contra-suporte e reduzirão a tensão nos parafusos do pilar angulado. As coroas dos implantes podem ser unidas, de modo a que a área de superfície de suporte aumente drasticamente. Assim, quando são utilizados implantes de diâmetro estreito em regiões que recebem forças maiores, são indicados implantes splintados adicionais ainda mais para compensar o seu desenho estreito e para ajudar a diminuir e distribuir a carga numa região mais ampla. Os implantes radiculares de diâmetro mais largo têm uma maior área de contacto ósseo na crista do que os implantes estreitos (resultante das suas maiores áreas de contacto ósseo circunferencial). Alguns autores encorajam a colocação de implantes nos maxilares posteriores de forma escalonada para melhorar a resistência biomecânica às cargas.

Articulação mutuamente protegida

Muitos esquemas oclusais para dentes naturais opostos sugerem o uso de dentes anteriores para desocluir os dentes posteriores durante as excursões. Os dentes posteriores são protegidos pela orientação anterior durante a excursão, enquanto os dentes anteriores têm apenas contactos ligeiros e são protegidos pelos dentes posteriores em oclusão cêntrica. Este conceito é, por isso, popularmente designado por articulação mutuamente protegida.[62]

A orientação anterior das próteses sobre implantes com implantes anteriores deve ser tão superficial quanto possível. Quanto mais acentuada for a orientação incisal, maior será a força exercida sobre os implantes anteriores. Todas as excursões laterais nas próteses fixas opostas IPO ou nos dentes naturais excluem os componentes posteriores. As forças laterais resultantes são distribuídas para os segmentos anteriores dos maxilares, com uma diminuição global da magnitude da força. Este esquema oclusal deve ser seguido quer os implantes anteriores estejam ou não na arcada. No entanto, se os implantes anteriores tiverem de desocluir os dentes posteriores, dois ou mais implantes esplintados em conjunto devem ajudar a dissipar as forças laterais, sempre que possível.

<u>Orientação do corpo do implante e influência na direção da carga</u>

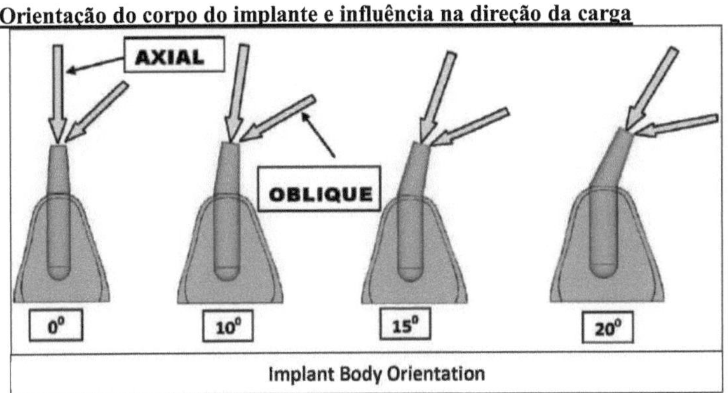

Os implantes são concebidos para cargas de eixo longo. Uma carga axial sobre o eixo longo do corpo de um implante gera uma maior proporção de tensão de compressão do que de tensão ou forças de cisalhamento.[63]

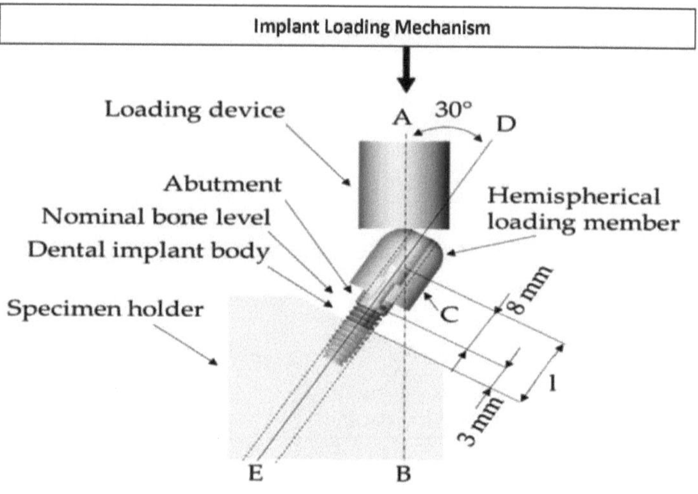

Quando um corpo de implante é carregado ao longo do seu eixo longo, resulta uma força de 100 N com uma componente de força axial de 100 N, não sendo observada qualquer componente de força lateral. No entanto, a maioria das variações anatómicas, como as concavidades do corpo, estão localizadas no aspeto facial e influenciam a inclinação do corpo do implante. O IPO tenta eliminar ou reduzir todas as cargas de cisalhamento na interface implante-osso. Quanto maior for o ângulo da força, maior será o componente de cisalhamento. Uma vez que as forças de cisalhamento aumentam com uma carga angular no corpo do implante, é feita uma tentativa de reduzir o efeito negativo das cargas angulares. O IPO tenta eliminar as cargas laterais ou angulares numa prótese suportada por implantes porque a magnitude da força aumenta e a resistência do osso diminui.[64]

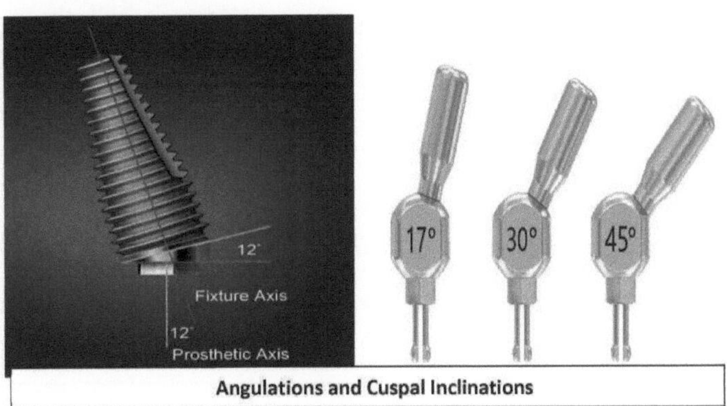

O ângulo de força para o corpo do implante pode ser influenciado pela inclinação da cúspide. A dentição natural tem frequentemente inclinações acentuadas das cúspides, e foram restaurados ângulos de cúspide de 30 graus em dentes de prótese e coroas de dentes naturais. Os ângulos maiores das cúspides podem incisar os alimentos de forma mais fácil e eficiente, mas o contacto oclusal ao longo de uma cúspide angular resulta numa carga angular para o osso da crista.

Por conseguinte, o contacto oclusal sobre uma coroa de implante deve estar idealmente numa superfície plana perpendicular ao corpo do implante. Esta posição é normalmente conseguida aumentando a largura da ranhura central para 2 a 3 mm em coroas de implantes posteriores, que são posicionadas sobre o meio do pilar do implante. A cúspide oposta é recontornada para ocluir a fossa central diretamente sobre o corpo do implante.

<u>**Cantilevers e oclusão protetora de implantes**</u>

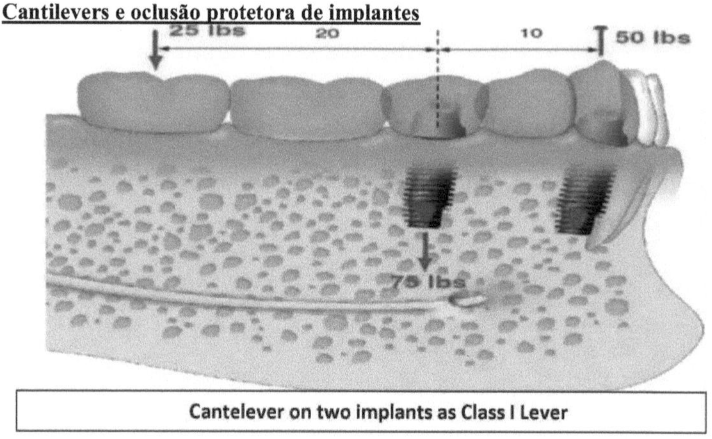

Cantilevers ou coroas com rácios coroa/implante menos favoráveis também aumentam a quantidade de tensão sobre o implante. Os cantilevers devem ser utilizados com precaução. O elo mais fraco no desenho do cantilever é a localização e o tamanho do pôntico e a intensidade das forças mastigatórias de oclusão. Estas forças tendem a ser maiores em cantilevers de pônticos localizados distalmente. Por esta razão, um cantilever mesial é preferível a um cantilever distal. Recomenda-se uma mesa oclusal estreita para o pôntico. O objetivo do IPO em relação aos cantilevers é reduzir a força na alavanca ou na região do pôntico em comparação com a força sobre os pilares do implante. Além disso, não é aplicada qualquer carga lateral à porção do cantilever, e pode ser benéfico um tipo de carga com gradiente de força que diminua gradualmente a força de contacto oclusal ao longo do comprimento do cantilever.

Altura da coroa e oclusão protetora implícita

A altura da coroa do implante é frequentemente maior do que a coroa anatómica natural original, mesmo em osso da Divisão A. A altura da coroa com uma carga lateral pode atuar como um cantilever vertical e uma ampliação da tensão na interface implante-osso. Quanto maior for a altura da coroa, maior será o momento crestal resultante com qualquer componente lateral de força, incluindo as forças que se desenvolvem devido a uma carga angular. Os efeitos nocivos de um ângulo de cúspide mal selecionado, um corpo de implante angulado ou uma carga angulada na coroa serão ampliados pela medição da altura da coroa.

Posições de contacto oclusal

O número de contactos oclusais num esquema oclusal varia. A posição do contacto oclusal determina a direção da força, especialmente durante a função para. Um contacto oclusal numa cúspide vestibular pode ser uma carga deslocada quando o implante está sob a fossa central e a cúspide vestibular está em cantilever do corpo do implante. A cúspide vestibular angulada também introduzirá uma carga angulada no corpo do implante. O contacto com o rebordo marginal é também a carga em cantilever porque o implante não está sob o rebordo marginal, mas pode estar a vários milímetros de distância. A posição ideal do corpo do implante é geralmente diretamente sob a fossa central e pode ser de 1 a 2 mm para o aspeto facial (quando o osso é abundante) para ficar sob a cúspide vestibular da mandíbula e para melhorar a emergência estética das coroas de implantes maxilares. Os contactos oclusais primários ideais residirão, portanto, dentro do diâmetro do implante, na fossa central. Os contactos oclusais secundários devem permanecer a menos de 1 mm da periferia do implante para diminuir os momentos de carga. Os contactos com a crista marginal devem ser evitados. 5[60,6]

Contornos da coroa do implante

As restaurações que imitam a anatomia oclusal dos dentes naturais resultam frequentemente em cargas compensadas (maior tensão), cuidados domésticos complicados e maior risco de fratura da porcelana. Uma restauração anterior ou posterior demasiado contornada também actuará como um cantilever e aumentará a tensão dentro da estrutura durante a carga. A seleção do pilar deve compensar as pequenas irregularidades na angulação do implante para ajudar a compensar os factores oclusais. Uma mesa oclusal mais larga aumentará a tensão nos parafusos do pilar. Consequentemente, nas regiões não estéticas da boca, a largura da mesa oclusal deve ser reduzida em comparação com os dentes naturais.

Conceção para o arco mais fraco

Qualquer estrutura de engenharia complexa falha normalmente no seu elo mais fraco, e as estruturas de implantes dentários não são exceção. Assim, todas as decisões de planeamento do tratamento para IPO devem basear-se na consideração cuidadosa de 1) identificar o elo mais fraco na restauração global e 2) estabelecer esquemas oclusais e protéticos para proteger esse componente da estrutura.

RESUMO

A oclusão tem sido uma variável importante no sucesso ou fracasso da maioria das reconstruções protéticas. Com os dentes naturais, um certo grau de flexibilidade permite a compensação de quaisquer irregularidades oclusais. A implantologia dentária não é tão tolerante. O estado da oclusão deve ser corretamente diagnosticado, corrigido ou compensado, e devidamente integrado no desenho da restauração definitiva. A oclusão deve ser avaliada de forma mais rigorosa com próteses implanto-suportadas adjacentes à dentição natural. A sobrecarga oclusal pode ser o principal fator para que um implante já osseointegrado perca a osseointegração. Assim, a consideração cuidadosa dos vários componentes da oclusão protetora do implante é obrigatória para o funcionamento bem sucedido da prótese suportada por implantes. 5[60,64,6]

TECNOLOGIA DIGITAL EM IMPLANTOLOGIA DENTÁRIA

Diagnóstico por imagem e técnicas

As imagens e técnicas de diagnóstico ajudam a desenvolver e a implementar um plano de tratamento coeso e abrangente para a equipa de implantes e para o doente. A equipa de implantes requer os serviços ou funções de vários profissionais e pode incluir o dentista que faz a referência, o técnico de laboratório, o protésico, o periodontista, o cirurgião oral, o implantologista, o anestesista, o radiologista, o higienista e o pessoal. As informações obtidas a partir da história médica e dentária do paciente, incluindo o exame clínico, os testes laboratoriais, os moldes de diagnóstico, o enceramento de diagnóstico e as imagens de diagnóstico, desempenham um papel importante no desenvolvimento do plano de tratamento e dos objectivos do paciente.[13,68,69]

Objectivos de imagiologia

Os objectivos do diagnóstico por imagem dependem de uma série de factores, incluindo a quantidade e o tipo de informação necessária e o período do tratamento efectuado. A decisão de quando realizar uma imagem e qual a modalidade de imagem a utilizar depende da integração destes factores e pode ser organizada em três fases.

Fase 1:

A fase 1 é designada por imagiologia pré-cirúrgica de implantes e envolve todos os exames radiológicos anteriores e novos exames radiológicos escolhidos para ajudar a equipa de implantes a determinar o plano de tratamento final e abrangente do doente. Os objectivos desta fase de imagiologia incluem todas as informações cirúrgicas e protésicas necessárias para determinar a quantidade, qualidade e angulações do osso; a relação das estruturas críticas com os locais de implantes potenciais; e a presença ou ausência de doença nos locais de cirurgia propostos.

Fase 2 :

A fase 2 é designada por imagiologia de implantes cirúrgica e intra-operatória e centra-se na assistência à intervenção cirúrgica e protética do doente. Os objectivos desta fase de imagiologia são avaliar os locais de cirurgia durante e imediatamente após a cirurgia, ajudar na posição e orientação ideais dos implantes dentários, avaliar a fase de cicatrização e integração da cirurgia de implantes e assegurar que a posição do pilar e o fabrico da prótese estão corretos.

Fase 3:

A fase 3 é designada por imagiologia pós-protética de implantes. Esta fase começa imediatamente após a colocação da prótese e continua enquanto os implantes permanecerem nos maxilares. Os objectivos desta fase de imagiologia são avaliar a manutenção a longo prazo da fixação rígida e da função do implante, incluindo os níveis de crista óssea à volta de cada implante, e avaliar o complexo do implante.

Modalidades de imagiologia

A decisão de obter imagens do paciente baseia-se nas necessidades clínicas do paciente. Após ter sido tomada a decisão de obter imagens, é utilizada a modalidade de imagiologia que produz a informação de diagnóstico necessária relacionada com as necessidades clínicas do doente e que resulta no menor risco radiológico. Pode ser necessária a opinião de um radiologista para modalidades mais complexas ou para situações em que o dentista responsável tenha menos experiência. Maximizar o rácio benefício/risco dos exames imagiológicos é um princípio fundamental da radiologia.

Os exames conhecidos por produzirem este resultado não são necessariamente os exames que custam menos, que estão mais próximos do dentista, ou que produzem a menor exposição à radiação. No entanto, permitem ao dentista prestar os cuidados ou tratamentos adequados ao doente. Muitas modalidades de imagiologia têm sido consideradas úteis para a imagiologia de implantes dentários, incluindo dispositivos recentemente desenvolvidos especificamente para implantes dentários. Estas modalidades de imagiologia podem ser descritas como analógicas ou digitais e bidimensionais ou tridimensionais. A maioria dos dentistas está mais familiarizada com a imagiologia bidimensional analógica. As modalidades de imagiologia analógica são sistemas bidimensionais que utilizam película radiográfica ou ecrãs de intensificação como receptores de imagem. A qualidade da imagem destes sistemas é caracterizada pela resolução/função de transferência de modulação, curva de contraste/H e D, ruído/espetro de Weiner e sensibilidade. O desempenho clínico destes sistemas de imagem é aferido pelas caraterísticas do operador do recetor.[7]

As imagens digitais também podem ser produzidas com cada modalidade de imagem. Uma imagem digital bidimensional é descrita por uma matriz de imagem que tem elementos de imagem individuais chamados pixéis. Uma imagem digital é descrita pela sua largura, altura e pixéis (ou seja, 512 μ 512). Para imagens digitais maiores (ou seja, 1,2 M μ 1,2 M, em que M são megapixéis), a imagem é descrita alternativamente como uma imagem de 1,5 M. Cada elemento da imagem, ou pixel, tem um valor digital discreto que descreve a intensidade da imagem nesse ponto específico. O valor de um elemento de pixel é descrito por uma escala, que pode ser tão baixa como 8 bits (256 valores) ou tão alta como 12 bits (4096 valores) para sistemas de imagem a preto e branco, ou 36 bits (65 mil milhões de valores) para sistemas de imagem a cores.

As imagens digitais a preto e branco são visualizadas de forma óptima num monitor dedicado a preto e branco. Geralmente, 8 bits ou 256 níveis podem ser apresentados eficazmente num monitor. Uma imagem digital tridimensional é descrita por uma matriz de imagem que tem elementos individuais de imagem/imagem chamados voxels. Uma imagem digital tridimensional é descrita não só pela sua largura, altura e pixéis (ou seja, 512 μ 512), mas também pela sua profundidade/espessura. Um volume de imagem ou uma caraterização tridimensional do doente é produzido por imagens contíguas, que produzem uma estrutura tridimensional de elementos de volume (ou seja, tomografia computorizada [CT], ressonância magnética [MRI] e tomografia computorizada interactiva [ICT]). Cada elemento de volume tem um valor que descreve o seu nível de intensidade. Normalmente, as modalidades tridimensionais têm uma escala de intensidade de 12 bits ou 4096 valores.

Imagiologia pré-cirúrgica

No domínio da implantologia oral, existem inúmeras modalidades de imagiologia radiográfica disponíveis para a avaliação pré-cirúrgica dos pacientes com implantes dentários. No passado, as radiografias intra-orais, juntamente com as imagens panorâmicas, eram utilizadas como os únicos determinantes do diagnóstico e do planeamento do tratamento com implantes. Com o avanço da tecnologia radiográfica, estão agora disponíveis vários sistemas de imagiologia tridimensional para a profissão dentária, permitindo à equipa de implantes uma quantidade infinita de informações de diagnóstico. O objetivo da avaliação radiográfica pré-cirúrgica é avaliar a qualidade e quantidade de osso disponível, a angulação do osso, a seleção de potenciais locais de implante e verificar a ausência de patologia. No entanto, não existe uma técnica de imagiologia radiográfica ideal no campo da implantologia oral que seja aceitável para todos os doentes.

Todas as técnicas de imagiologia no campo da medicina dentária têm vantagens e desvantagens inerentes e demonstraram apresentar imagens falso-negativas e falso-positivas.[71] Ao selecionar uma modalidade radiográfica para avaliação pré-operatória, deve ser feito um exame cuidadoso das opções de imagiologia disponíveis para seleção de acordo com as necessidades do doente. Na radiologia dentária e médica, um princípio recomendado para a seleção da modalidade radiográfica adequada baseia-se na dose de radiação. O princípio "as low as reasonably achievable" (ALARA) deve ser sempre respeitado, afirmando que a técnica de diagnóstico por imagem selecionada deve incluir a menor dose de radiação possível para o doente. No entanto, os cuidados ao doente e o planeamento do tratamento não devem ser prejudicados em resposta à dose de radiação. Estudos demonstraram que um número esmagador (90%) de dentistas prescreve imagens panorâmicas como o único fator determinante para o planeamento de implantes planeamento do tratamento.[72]

Comparativamente, menos de 10% prescrevem a convencional ou a TAC. Por outro lado, as diretrizes da Academia Americana de Radiologia Oral e Maxilofacial afirmam que todas as avaliações do local do implante devem ser avaliadas com uma técnica de imagem tridimensional, como a tomografia convencional ou computorizada.

Esta fase da imagiologia de implantes destina-se a avaliar o estado atual dos dentes e maxilares do paciente e a desenvolver e refinar o plano de tratamento do paciente. A avaliação do doente pelos membros da equipa de implantes dentários é realizada com uma revisão do historial do doente, um exame clínico completo e uma revisão dos exames radiológicos do doente. Nesta altura, o dentista deve ser capaz de excluir doenças dentárias ou ósseas e estabelecer um objetivo clínico provisório que satisfaça as necessidades funcionais e estéticas do paciente. Se o dentista não conseguir excluir uma doença dentária ou óssea, é necessário efetuar mais exames clínicos ou radiológicos. O objetivo global desta fase do tratamento é desenvolver e implementar um plano de tratamento para o paciente que permita a restauração da função e da estética do paciente através da colocação precisa e estratégica de implantes dentários. As necessidades funcionais e estéticas do paciente podem ser transformadas fisicamente num modelo de diagnóstico tridimensional, que permite à equipa de implantes identificar os locais específicos da futura cirurgia de implantes nos exames imagiológicos.

Todas as modalidades foram utilizadas na primeira fase de diagnóstico do tratamento. Contudo, os casos de implantes dentários são inerentemente problemas tridimensionais relacionados com a prótese final, a oclusão e a função da anatomia tridimensional do doente. Um plano de tratamento tridimensional identifica idealmente, em cada local de implante potencial, a quantidade de largura óssea, a posição e orientação ideais de cada implante, o seu comprimento e diâmetro ideais, a presença e quantidade de osso cortical na crista, o grau de mineralização do osso trabecular e a posição ou relação de estruturas críticas com os locais de implante propostos. Assim, as modalidades de escolha para o planeamento pré-cirúrgico do tratamento com implantes fornecem informações tridimensionais precisas e de alta resolução sobre o doente nos locais propostos para os implantes. As modalidades de imagiologia podem ser subdivididas em modalidades de imagiologia bidimensionais planas, quase tridimensionais e tridimensionais. As modalidades de imagiologia planar incluem a imagiologia periapical, bite-wing, oclusal e cefalométrica e são simplesmente projecções bidimensionais da anatomia do paciente.

Assim, o dentista não pode desenvolver uma perspetiva tridimensional da anatomia do doente com uma única imagem. Contudo, com um número de projecções inteligentemente orientadas, é possível desenvolver alguma informação tridimensional útil. As modalidades de imagiologia quasi-tridimensional incluem a tomografia de raios X e algumas técnicas de imagiologia panorâmica transversal. Estas técnicas produzem uma série de imagens tomográficas muito espaçadas e a perspetiva tridimensional da anatomia do doente é desenvolvida visualizando cada imagem e preenchendo mentalmente as lacunas. As técnicas de imagiologia tridimensional incluem a TC e a RMN e permitem ao dentista visualizar um volume da anatomia do doente. Estas técnicas são quantitativamente precisas e os modelos tridimensionais da anatomia do doente podem ser derivados a partir dos dados da imagem e utilizados para produzir guias cirúrgicos estereotáxicos e estruturas protéticas.[73,74]

Radiografia periapical

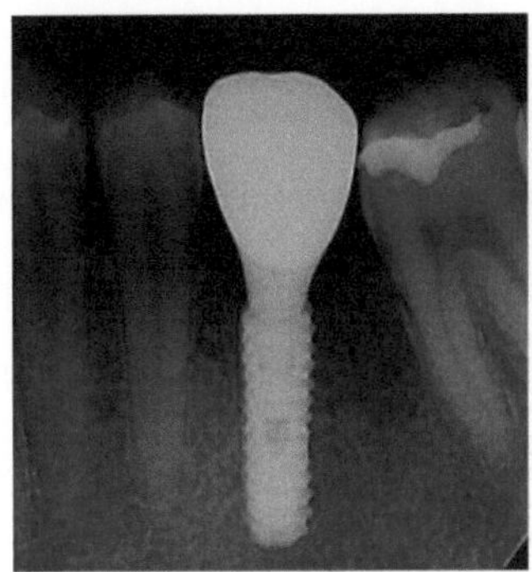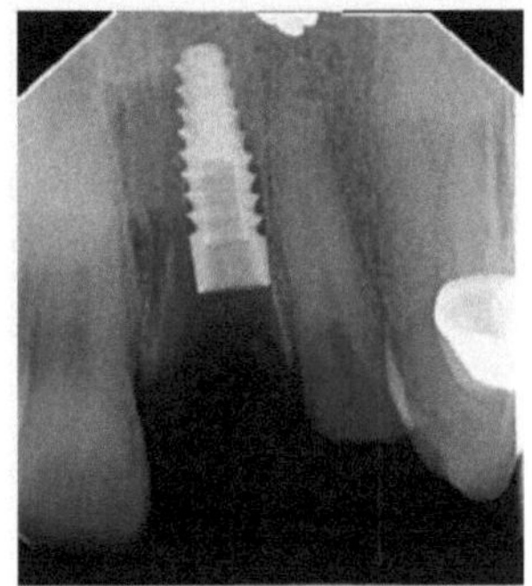

As radiografias periapicais são imagens de uma região limitada do alvéolo mandibular ou maxilar. As radiografias periapicais são produzidas colocando a película intra-oralmente paralela ao corpo do alvéolo com o raio central do dispositivo de raios X perpendicular ao alvéolo na região de interesse, produzindo uma vista lateral do alvéolo. A radiografia periapical fornece uma imagem plana de alta resolução de uma região limitada dos maxilares. A película dentária de tamanho número 2 fornece uma vista de 25 μ - 40 mm do maxilar em cada imagem. As radiografias periapicais fornecem uma vista lateral dos maxilares e nenhuma informação de secção transversal.

Mesmo com radiografias periapicais adjacentes efectuadas com orientações oblíquas limitadas, a informação tridimensional é de pouca utilidade para a imagiologia de implantes. As radiografias periapicais podem sofrer distorção e ampliação. A técnica radiográfica mais exacta utilizada para a radiologia periapical é a técnica de paralelização, que requer a colocação do fi lme ou sensor paralelamente ao eixo longo do implante, dente ou estrutura óssea em questão. Estes princípios de posicionamento permitirão obter uma imagem intra-oral com distorção e ampliação mínimas. Se for utilizado um posicionamento incorreto ou a técnica do ângulo de bissecção, as medições verticais e horizontais podem ser distorcidas e ampliadas. A técnica de paralelização do cone longo elimina a distorção e limita a ampliação a menos de 10%. As grelhas radiopacas milimétricas, por vezes utilizadas em endodontia, podem ser sobrepostas sobre a película antes de esta ser exposta, mas têm pouco valor quantitativo e fornecem informações enganadoras, uma vez que se encontram sobre a película, ocultam a anatomia subjacente e não compensam a ampliação. A distorção da forma da imagem ocorre quando existe uma ampliação desigual do objeto. Isto ocorre quando a área total em questão (osso alveolar, implante) não tem a mesma distância entre o ponto focal e o objeto. Quando o feixe de raios X está perpendicular ao objeto, mas o objeto não está paralelo à película, ocorrerá um encurtamento. Se o feixe de raios X estiver orientado perpendicularmente ao objeto, mas não à película, ocorrerá alongamento.

Estes conceitos básicos e importantes ajudarão a minimizar a distorção e a ampliação aquando da utilização de radiografias intra-orais. A ampliação da imagem pode ser avaliada colocando um marcador radiográfico de dimensão conhecida (por exemplo, um rolamento de esferas de 5 mm) na região da crista do local do implante pretendido. Quando o marcador é alongado, o local do implante também o é. Por exemplo, uma medida radiográfica do rolamento de esferas de 8 mm corresponde a uma ampliação de 60%. Por conseguinte, a imagem abaixo do rolamento de esferas pode representar uma ampliação de 60% da dimensão.

O marco oposto de osso disponível em implantologia está para além das fixações musculares linguais na mandíbula ou para além da abóbada palatina na maxila. Como tal, a imagem tem frequentemente de ser encurtada para visualizar a placa cortical oposta. Como resultado, a altura real do osso disponível pode ser difícil de determinar. A densidade óssea na crista também é um fator para avaliar a perda óssea da crista com índices radiográficos. No osso D4, não há placa cortical na crista, e o osso trabecular puro está presente principalmente. Os efeitos de burnout são comuns quando são utilizadas definições padrão de quilovolts e miliamperes, tornando a avaliação da perda óssea da crista com sistemas intra-orais digitais vantajosa nestas situações. As placas corticais densas no aspeto lateral da mandíbula e no aspeto palatino da maxila tornam a qualidade óssea difícil de avaliar numa radiografia periapical. De facto, é necessária uma alteração de 40% na densidade óssea trabecular para que se possa observar uma diferença na mandíbula anterior. Em termos dos objectivos da imagiologia pré-cirúrgica, a radiografia periapical é..:[74,75]

Uma modalidade útil de alto rendimento para excluir doenças ósseas ou dentárias locais De valor limitado na determinação da quantidade, uma vez que a imagem é ampliada, pode estar distorcida e não representa a terceira dimensão da largura do osso De valor limitado na determinação da densidade ou mineralização óssea (as placas corticais laterais impedem uma interpretação exacta e não conseguem distinguir alterações subtis do osso trabecular) De valor na identificação de estruturas críticas, mas de pouca utilidade na representação da relação espacial entre as estruturas e o local proposto para o implante

Na fase pré-protética, estas películas são mais frequentemente utilizadas para implantes de um único dente em regiões de grande largura óssea.

<u>Radiografia digital</u>

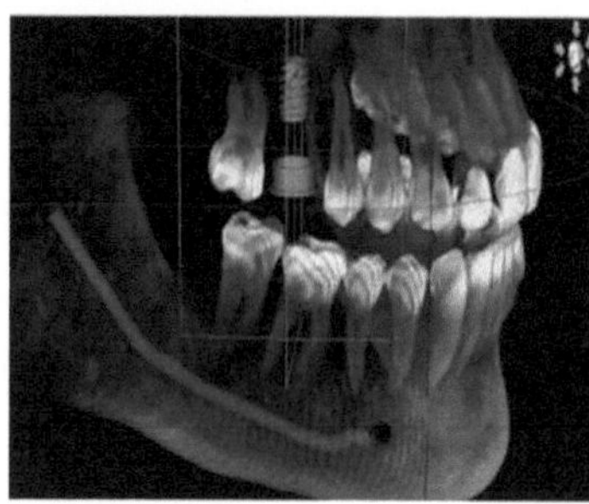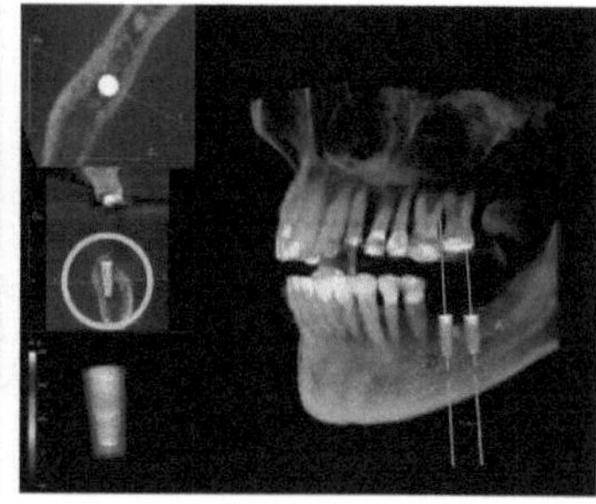

Um dos mais recentes avanços significativos na radiologia dentária é o advento da tecnologia digital que permitiu reduzir numerosas limitações da radiografia intra-oral convencional. As vantagens da radiografia digital e as utilizações em implantologia oral estão bem documentadas. Com a utilização da radiografia digital, os procedimentos cirúrgicos e as próteses de implantes foram simplificados com uma maior eficiência. A radiologia digital é um processo de imagiologia em que a película é substituída por um sensor que recolhe os dados.

A informação analógica recebida é então interpretada por software especializado e é formulada uma imagem num monitor de computador. A imagem resultante pode ser modificada de várias formas, como a escala de cinzentos, o brilho, o contraste e a inversão. Podem ser formadas imagens a cores para melhorar a imagem digital para uma melhor avaliação. Atualmente, estão disponíveis programas de software computorizados (por exemplo, DexisImplant) que permitem a calibração de imagens ampliadas, garantindo assim medições precisas. Quando comparados com as radiografias convencionais, os sistemas digitais mais actuais têm uma radiação significativamente menor com uma resolução superior.

No entanto, no que diz respeito à implantologia oral, a vantagem mais significativa da radiografia digital é a velocidade instantânea com que as imagens são formadas, o que é muito útil durante a colocação cirúrgica de implantes e a verificação protética da colocação de componentes

Uma desvantagem da radiografia digital é o tamanho e a espessura do sensor e a posição do cabo de ligação. Estas caraterísticas tornam o posicionamento do sensor mais difícil em alguns locais, como os adjacentes a toros ou a uma forma de arco cónico na região dos caninos

Radiografia oclusal

As radiografias oclusais são radiografias planas produzidas colocando a película intra-oralmente paralela ao plano oclusal com o feixe central de raios X perpendicular à película para a imagem mandibular e oblíquo (normalmente 45 graus) à película para a imagem maxilar. A radiografia oclusal produz imagens planas de alta resolução do corpo da mandíbula ou da maxila.[19] As radiografias oclusais dos maxilares são inerentemente oblíquas e tão distorcidas que não têm qualquer utilidade quantitativa para a dentisteria de implantes, para determinar a geometria ou o grau de mineralização do local do implante. Além disso, são demonstradas estruturas críticas como o seio maxilar, a cavidade nasal e o canal palatino nasal, mas a relação espacial com o local do implante perde-se geralmente com esta projeção. Uma vez que a radiografia oclusal mandibular é uma projeção ortogonal, é uma projeção menos distorcida do que a radiografia oclusal maxilar.

No entanto, o alvéolo mandibular geralmente se alarga anteriormente e demonstra uma inclinação lingual posteriormente, produzindo uma imagem oblíqua e distorcida do alvéolo mandibular, que é de pouca utilidade na implantodontia. Além disso, a radiografia oclusal mandibular mostra a maior largura do osso (ou seja, a sínfise) em comparação com a largura da crista, que é onde a informação de diagnóstico é necessária. O grau de mineralização do osso trabecular não é determinado a partir desta projeção, e a relação espacial entre estruturas críticas, como o canal mandibular e o forame mental, e o local proposto para o implante perde-se com esta projeção. Como resultado, as radiografias oclusais raramente são indicadas para as fases pré-cirúrgicas de diagnóstico em implantologia.[76,77]

Radiografias cefalométricas

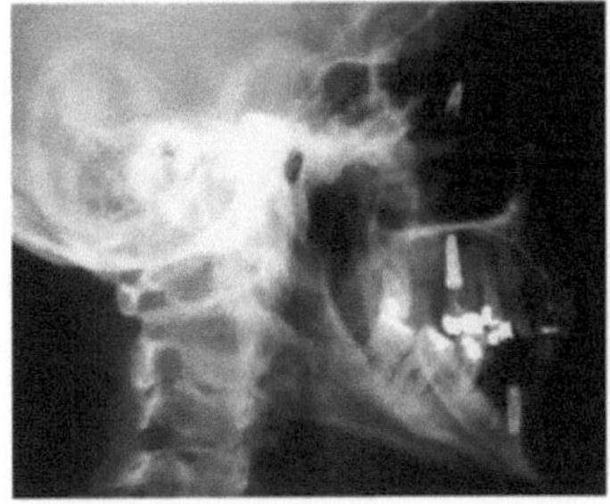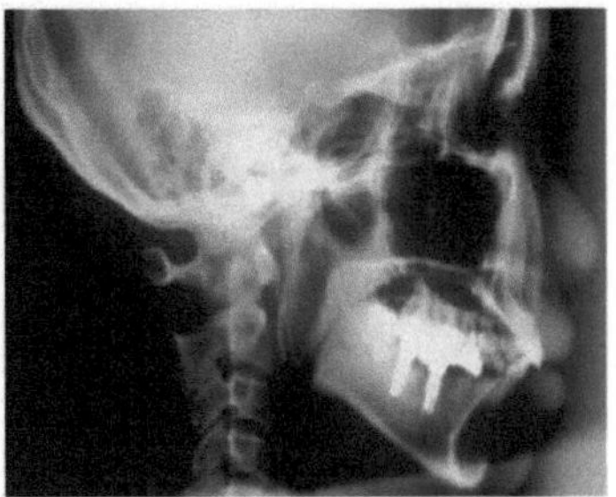

As radiografias cefalométricas são radiografias planas orientadas do crânio. O crânio é orientado para o dispositivo de raios X e para o recetor de imagem utilizando um cefalómetro, que fixa fisicamente a posição do crânio com projecções no canal auditivo externo. A geometria dos dispositivos de imagiologia cefalométrica resulta numa ampliação de 10% da imagem com um objeto focal de 60 polegadas e uma distância entre o objeto e a película de 6 polegadas. Uma radiografia cefalométrica lateral é produzida com o plano médio-sagital do doente orientado paralelamente ao recetor de imagem. Esta radiografia demonstra uma imagem transversal do alvéolo da mandíbula e do maxilar no plano médio-sagital. Com uma ligeira rotação do cefalómetro, pode ser demonstrada uma imagem em corte transversal da mandíbula ou do maxilar nas regiões dos incisivos laterais ou dos caninos. Ao contrário das imagens panorâmicas ou periapicais, a vista em corte transversal do alvéolo demonstra a relação espacial entre a oclusão e a estética com o comprimento, a largura, a angulação e a geometria do alvéolo e é mais precisa para a determinação da quantidade óssea. Os implantes têm frequentemente de ser posicionados nas regiões anteriores adjacentes à placa lingual.

A radiografia cefalométrica lateral é útil porque demonstra a geometria do alvéolo na região médio-anterior e a relação da placa lingual com a anatomia esquelética do paciente. A largura do osso na região da sínfise e a relação entre o córtex vestibular e as raízes dos dentes anteriores também podem ser determinadas antes da colheita desse osso para o aumento do rebordo. Juntamente com as radiografias periapicais regionais, está disponível informação espacial quantitativa para demonstrar a geometria do local do implante e a relação espacial entre o local do implante e as estruturas críticas, como o pavimento da cavidade nasal, o recesso anterior do seio maxilar e o canal palatino nasal. A vista cefalométrica lateral também pode ajudar a avaliar uma perda de dimensão vertical, a inter-relação da arcada esquelética, a relação coroa/implante anterior, o perfil dos tecidos moles, a posição anterior do dente na prótese e o momento de forças resultante.

Como resultado, as radiografias cefalométricas são uma ferramenta útil para o desenvolvimento de um plano de tratamento com implantes, especialmente para o paciente completamente desdentado. No entanto, esta técnica não é útil para demonstrar a qualidade do osso e apenas demonstra uma imagem em corte transversal do alvéolo, em que os raios centrais do aparelho de raios X são tangentes ao alvéolo. As desvantagens das radiografias cefalométricas incluem a informação transversal limitada à área da linha média e a dificuldade de acesso à máquina cefalométrica. Qualquer estrutura que não esteja na linha média é sobreposta no lado contralateral. Esta técnica radiográfica é sensível à técnica do operador e, se for incorretamente posicionada, resultará numa imagem distorcida. Uma vez que as radiografias cefalométricas laterais utilizam ecrãs de intensificação, a resolução e a nitidez ficam comprometidas em comparação com as técnicas radiográficas intra-orais.

<u>Radiografias panorâmicas</u>

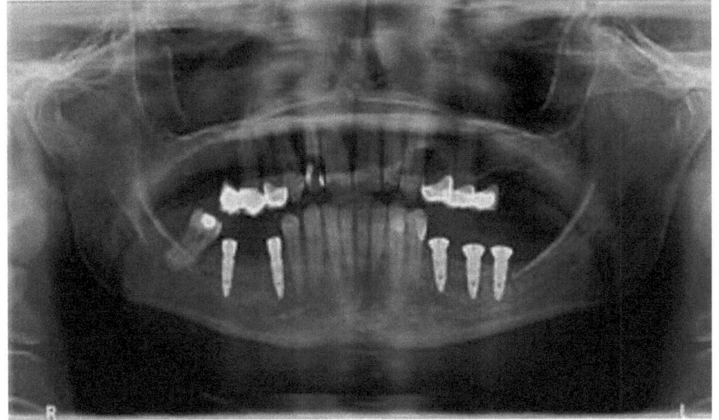

A radiografia panorâmica é uma técnica radiográfica tomográfica de plano curvo utilizada para representar o corpo da mandíbula, a maxila e a metade inferior dos seios maxilares numa única imagem. Esta modalidade é provavelmente a modalidade de diagnóstico mais utilizada em implantologia dentária. No entanto, para a imagiologia pré-cirúrgica quantitativa de implantes, a radiografia panorâmica não é a mais diagnóstica. Esta técnica radiográfica produz uma imagem de uma secção dos maxilares de espessura e ampliação variáveis. O recetor da imagem tem sido tradicionalmente a película radiográfica, mas pode ser uma placa de fósforo de armazenamento digital ou um recetor de dispositivo digital de carga acoplada.[76,77] No entanto, as imagens panorâmicas oferecem muitas vantagens.

As limitações significativas das radiografias panorâmicas podem ser classificadas em duas categorias: distorções inerentes ao sistema panorâmico e erros no posicionamento do paciente.

A radiografia panorâmica é caracterizada por uma imagem única dos maxilares que apresenta uma ampliação vertical e horizontal, juntamente com uma espessura de secção tomográfica que varia de acordo com a posição anatómica. A fonte de raios X expõe os maxilares a partir de uma angulação negativa e produz uma ampliação vertical relativamente constante de aproximadamente 10%. A ampliação horizontal é de aproximadamente 20% e varia consoante a localização anatómica, a posição do doente e a distância do objeto de focagem, bem como a localização relativa do centro de rotação do sistema de raios X. Os dados clínicos demonstraram que a ampliação não uniforme pode ser da ordem dos 15% a 220%.

As estruturas dos maxilares tornam-se mais ampliadas à medida que a distância objeto-filme aumenta e a distância objeto-fonte de raios X diminui. As estruturas que estão localizadas obliquamente em relação ao recetor do implante produzem aspectos das estruturas que são ampliados mais quando estão mais longe do recetor de imagem e menos quando estão mais perto do recetor de imagem. A ampliação uniforme das estruturas produz imagens com distorções que não podem ser compensadas no planeamento do tratamento. As regiões posteriores da maxila são geralmente as regiões menos distorcidas de uma radiografia panorâmica. A espessura da secção tomográfica da radiografia panorâmica ou canal de foco é espessa, aproximadamente 20 mm, nas regiões posteriores e fina, 6 mm, na região

anterior.36 A radiografia panorâmica tradicional é uma técnica de alto rendimento

para demonstrar doenças dentárias e ósseas. No entanto, a radiografia panorâmica

não demonstra a qualidade/mineralização do osso, é enganadora em termos

quantitativos devido à ampliação e ao facto de a vista transversal de terceira

dimensão não ser demonstrada, e tem alguma utilidade na demonstração de

estruturas críticas, mas pouca utilidade na representação da relação espacial entre

as estruturas e na quantificação dimensional do local do implante. Como a

radiografia panorâmica é uma técnica tão popular e amplamente disponível na

medicina dentária, os dentistas desenvolveram meios para compensar as suas

deficiências. As empresas de implantes comercializam frequentemente

sobreposições ampliadas com uma ampliação predefinida de 25% para a avaliação

do tamanho de um implante, que são colocadas numa película panorâmica para

comparação com as posições das estruturas vitais. Uma vez que o conceito de

ampliação padronizada é impossível e pouco fiável, a maioria dos estudos clínicos

observou as imprecisões das medições diretas das radiografias panorâmicas. A

ampliação inerente depende dos erros de posicionamento do paciente, o que resulta

numa distorção geométrica significativa. Com conhecimento, a maioria dos erros

no posicionamento do paciente pode ser corrigida. No entanto, num determinado

plano, a distorção horizontal não pode ser determinada e as medições não são

totalmente fiáveis. As dimensões horizontais são afectadas pelo centro de rotação

do feixe, que muda em relação à distância do filme ao objeto. As dimensões

verticais dependem da fonte de raios X como foco, sendo a quantidade de distorção determinada pela distância da arcada do paciente ao filme. No entanto, a ampliação vertical pode ser determinada através da obtenção de imagens de um objeto de diâmetro conhecido próximo do rebordo alveolar.

O fator de ampliação pode ser calculado num determinado local, dividindo o diâmetro real do objeto pelo diâmetro medido na imagem radiográfica. Os gabaritos de diagnóstico com rolamentos de esferas ou fios de 5 mm incorporados em torno da curvatura da arcada dentária e usados pelo doente durante o exame de radiografia panorâmica permitem ao dentista determinar as quantidades de ampliação na radiografia.

Foi desenvolvida uma técnica de avaliação da radiografia panorâmica para implantes posteriores mandibulares e comparação com a avaliação clínica durante a cirurgia, identificando o forame mental e a extensão posterior do canal alveolar inferior.39 No entanto, estudos demonstraram que o forame mandibular não pode ser identificado 30% das vezes na película radiográfica e, quando visível, pode não ser identificado corretamente.

A região edêntula anterior do maxilar é geralmente oblíqua em relação ao filme e é frequentemente a área mais difícil de avaliar numa radiografia panorâmica devido à curvatura do alvéolo e à inclinação do osso. As dimensões das estruturas inclinadas nas radiografias panorâmicas não são fiáveis. Estudos realizados em unidades de raios X panorâmicos demonstraram que os objetos à frente e atrás da calha focal são desfocados, ampliados, reduzidos em tamanho ou distorcidos ao ponto de se tornarem irreconhecíveis. Como a fonte de raios X vem de baixo da posição da mandíbula, a posição do canal mandibular em relação à crista do rebordo é variável, dependendo da sua posição vestibulolingual no corpo mandibular. Por outras palavras, quando o canal corre para lingual dentro do corpo, a posição apresentada na película é mais crestal em comparação com um nervo que está posicionado mais bucalmente, embora estejam à mesma distância vertical da crista da crista. Como resultado, o canal posicionado para lingual pode ter altura vertical suficiente para colocar um implante, mas a película panorâmica indica uma altura óssea inadequada. Foi desenvolvida uma modificação da máquina de raios X panorâmicos que tem a capacidade de fazer uma imagem de secção transversal dos maxilares. Estes dispositivos utilizam tomografia linear de ângulo limitado (zonografia) e um meio para posicionar o doente.

A camada tomográfica é de aproximadamente 5 mm. Esta técnica permite a apreciação da relação espacial entre as estruturas críticas e o local do implante e a quantificação da geometria do local do implante. As camadas tomográficas são espessas e têm estruturas adjacentes que são desfocadas e sobrepostas na imagem, limitando a utilidade desta técnica para locais individuais, especialmente nas regiões anteriores onde a geometria do alvéolo muda rapidamente. Esta técnica não é útil para determinar as diferenças na maioria das densidades ósseas ou para identificar doenças no local do implante.[77]

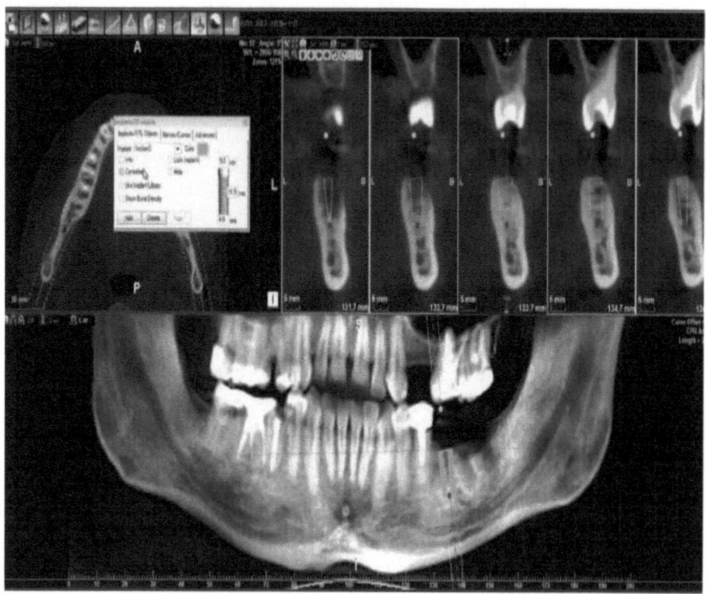

Tomografia é um termo genérico formado a partir das palavras gregas tomo (fatia) e graph (imagem) que foi adotado em 1962 pela Comissão Internacional de Unidades e Medidas Radiológicas para descrever todas as formas de radiografia de secções corporais. A radiografia de secções do corpo é uma técnica especial de raios X que permite a visualização de uma secção da anatomia do doente através da desfocagem de regiões da anatomia do doente acima e abaixo da secção de interesse. Foram desenvolvidos muitos métodos e dispositivos tomográficos engenhosos. No entanto, o princípio básico da tomografia é que o tubo de raios X e o filme são conectados por uma barra rígida chamada barra de fulcro, que gira sobre um ponto chamado fulcro. Quando o sistema é ativado, o tubo de raios X move-se numa direção, com o plano da película a mover-se na direção oposta e o sistema a girar em torno do fulcro.

O fulcro permanece estacionário e define a secção de interesse, ou a camada tomográfica. São produzidas diferentes secções tomográficas ajustando a posição do fulcro ou a posição do doente relativamente ao fulcro em sistemas de geometria fixa. Os factores que afectam a qualidade tomográfica são a amplitude e a direção do percurso do tubo. Quanto maior for a amplitude do percurso do tubo, mais fina será a secção tomográfica. A tomografia linear é a forma mais simples de tomografia, na qual o tubo de raios X e o filme se movem em linha reta. Este movimento tomográfico é unidimensional e produz uma desfocagem das secções adjacentes numa dimensão, resultando em artefactos de traços lineares na imagem resultante, que podem ofuscar a secção de interesse. A tomografia de movimento complexo e de alta qualidade é descrita pelo movimento bidimensional do tubo e do filme e resulta numa desfocagem uniforme das regiões da anatomia do doente adjacentes ao movimento tomográfico. Os movimentos circulares, espirais e hipocicloidais são movimentos do tubo utilizados na tomografia complexa. A qualidade de diagnóstico da imagem tomográfica resultante é determinada pelo tipo de movimento tomográfico, a espessura da secção e o grau de ampliação.

O tipo de movimento tomográfico é provavelmente o fator mais importante na qualidade tomográfica. O movimento hipocicloidal é geralmente aceite como o movimento de desfocagem mais eficaz. O percurso do tubo de grande amplitude e as secções de 1 mm são preferidos para objectos anatómicos de elevado contraste com geometria que muda numa distância curta, como o alvéolo dos maxilares. A ampliação varia de 10% a 30%, sendo que uma maior ampliação produz geralmente imagens de maior qualidade. Estruturas densas como dentes, exostoses, placas corticais espessas e materiais/restaurações dentárias são difíceis de desfocar eficazmente quando são muito mais densas do que as estruturas representadas na secção tomográfica. As estruturas densas podem persistir na imagem tomográfica, apesar de estarem três ou quatro vezes a espessura da camada tomográfica distante da secção tomográfica, e servirão para ofuscar as estruturas de interesse na secção tomográfica. Para pacientes com implantes dentários, a tomografia de movimento complexo de alta qualidade demonstra o alvéolo e, tendo em consideração a ampliação, permite a quantificação da geometria do alvéolo.

Esta técnica também permite a determinação da relação espacial entre as estruturas críticas e o local do implante. Idealmente, as secções tomográficas espaçadas a cada 1 ou 2 mm permitem a avaliação da região do local do implante e, com a integração mental, permitem a apreciação do aspeto quase tridimensional do alvéolo. A quantidade de osso alveolar disponível para a colocação do implante pode ser determinada através da compensação da ampliação. A digitalização pós-imagem de imagens tomográficas de implantes permite a utilização de uma régua digital para ajudar na determinação do osso alveolar para a colocação de implantes. A melhoria da imagem pode ajudar a identificar estruturas críticas, como o canal alveolar inferior.

A tomografia complexa não é particularmente útil para determinar a qualidade do osso ou identificar doenças dentárias e ósseas. Os tomogramas convencionais terão uma ampliação constante que varia consoante o equipamento. Foi demonstrado que a ampliação da imagem chega a ser de 40% nalgumas máquinas.2 Além disso, esta técnica é muito sensível à técnica do operador, com a sobreposição de estruturas fora do plano de focagem a causar uma "desfocagem" significativa da imagem, tornando-a muito difícil de ler. Além disso, quando se procura a posição de um canal mandibular, um espaço vascular e a secção transversal do canal parecem semelhantes, sendo possível uma interpretação incorrecta. Estudos demonstraram que mais de 20% das imagens tomográficas não são de diagnóstico.

Tomografia computorizada[7]

A descoberta e o desenvolvimento da TC revolucionaram a imagiologia médica. A TC é uma técnica de imagiologia digital e matemática que cria secções tomográficas em que a camada tomográfica não é contaminada por estruturas desfocadas da anatomia adjacente. Para além disso, e provavelmente o mais importante, a TC permite a diferenciação e quantificação de tecidos moles e duros. Assim, pela primeira vez na imagiologia médica, o radiologista pode visualizar os tecidos moles e duros numa imagem sem realizar um procedimento invasivo num doente, como a injeção de meios de contraste. A TC foi inventada por Hounsfield e anunciada ao mundo da imagiologia em 1972, mas teve as suas origens na matemática (1917) e na astrofísica (1956).

Os primeiros scanners de TC apareceram nos departamentos de imagiologia médica em meados da década de 1970 e tiveram tanto sucesso que substituíram largamente a tomografia complexa no início da década de 1980. A TC produz imagens axiais da anatomia de um doente. As imagens axiais são produzidas perpendicularmente ao eixo longo do corpo. A TC é uma técnica de imagiologia digital prospetiva. A fonte de raios X está ligada rigidamente a um conjunto de detectores de geometria de feixe em leque, que roda 360 graus em torno do doente e recolhe dados. O detetor de imagens é de estado gasoso ou sólido, produzindo sinais electrónicos que servem de dados de entrada para um computador dedicado. O computador processa os dados utilizando técnicas de algoritmo de Fourier de retroprojeção desenvolvidas pela primeira vez por Hounsfield para produzir imagens de TC. As imagens de TC são inerentemente imagens digitais tridimensionais, normalmente com 512 μ 512 pixéis e uma espessura descrita pelo espaçamento entre cortes da técnica de imagiologia. O elemento individual da imagem de TC é designado por voxel, que tem um valor, referido em unidades Hounsfield, que descreve a densidade da imagem de TC nesse ponto. Cada voxel contém 12 bits de dados e varia entre 1000 (ar) e +3000 (esmalte/materiais dentários) unidades Hounsfield. [77,78]

Os scanners de TC são normalizados com um valor de Hounsfield de 0 para a água. A escala de densidade da TC é quantitativa e significativa na identificação e diferenciação de estruturas e tecidos. As imagens de TC são inerentemente tridimensionais. As imagens de TC contíguas descrevem uma estrutura tridimensional de voxels. O computador de aquisição de imagens original pode criar imagens secundárias a partir de praticamente qualquer perspetiva, reprojectando ou reformatando os dados tridimensionais originais dos voxels. Quando um computador secundário é utilizado para efetuar a reformatação ou o processamento de imagens dos dados originais de TC, o sistema é designado por estação de trabalho. O poder e a utilidade da TC para a imagiologia e diagnóstico maxilofacial foram evidentes logo que a TC de alta resolução foi introduzida no início da década de 1980. A TC foi utilizada para obtenção de imagens da articulação temporomandibular, avaliação de lesões ósseas dentárias, avaliação de deformidades maxilofaciais e avaliação pré-operatória e pós-operatória da região maxilofacial. 48 A TC proporciona um meio único de análise pós-imagiológica dos locais propostos para cirurgia ou implante, reformatando os dados da imagem para criar imagens tomográficas tangenciais e transversais do local do implante. Com os scanners de TC da geração atual, as imagens reformatadas são caracterizadas por uma espessura de secção de 1 pixel (0,25 mm) e uma resolução no plano de 1 pixel pelo espaçamento de varrimento (0,5 a 1,5 mm), produzindo uma resolução geométrica semelhante à das imagens planas.[13]

A densidade das estruturas na imagem é absoluta e quantitativa e pode ser utilizada para diferenciar os tecidos na região e caraterizar a qualidade do osso. A TC permite a avaliação dos locais propostos para os implantes e fornece informações de diagnóstico que outras imagens ou combinações de técnicas de imagem não podem fornecer. A utilidade da TC para o planeamento do tratamento com implantes dentários56-62 era evidente, mas o acesso a estas técnicas de imagiologia era limitado. O acesso a estas informações de diagnóstico exigia que um radiologista comunicasse pormenorizadamente com os médicos que o encaminhavam sobre a cirurgia em perspetiva e, em seguida, se sentasse ao computador de imagiologia ou a uma estação de trabalho durante um período de tempo considerável para reformatar o estudo, interpretar as imagens resultantes e produzir imagens impressas para enviar ao médico que o encaminhava. As vantagens deste tipo de imagiologia eram evidentes e as limitações de entrega claras, o que deu origem ao desenvolvimento de uma série de técnicas designadas genericamente por imagiologia DentaScan. A imagiologia DentaScan permite a reformação, organização e visualização programadas do estudo imagiológico. O radiologista ou técnico simplesmente indica a curvatura da arcada mandibular ou maxilar, e o computador é programado para gerar imagens referenciadas de secção transversal e tangencial/panorâmica do alvéolo, juntamente com imagens tridimensionais da arcada.

As imagens panorâmicas e transversais têm um intervalo de 1 mm e permitem um planeamento preciso do tratamento pré-cirúrgico. As limitações da imagiologia DentaScan incluem imagens que podem não ser fiéis ao tamanho e requerem compensação para ampliação; determinação da qualidade óssea que requer a utilização do computador ou da estação de trabalho de imagiologia; imagens DentaScan impressas que apenas incluem uma gama limitada da escala de cinzentos de diagnóstico do estudo; e a inclinação da cabeça do doente durante o exame, o que é crítico porque todas as imagens transversais são perpendiculares ao plano de imagiologia axial. Esta técnica fornece uma grande quantidade de informação de diagnóstico que é exacta, detalhada e específica. Normalmente, é necessário um modelo de diagnóstico para tirar o máximo partido desta técnica. O modelo de diagnóstico permite ao dentista incorporar o plano de tratamento tridimensional do resultado protético final no exame imagiológico; avaliar a anatomia do paciente relativamente aos locais de implante propostos, à estética e à oclusão; e registar e transferir estes resultados para o paciente no momento da cirurgia. A TC permite a identificação de doenças, a determinação da quantidade de osso, a determinação da qualidade do osso, a identificação de estruturas críticas nas regiões propostas e a determinação da posição e orientação dos implantes dentários. Assim, a TC é capaz de determinar todos os cinco objectivos radiológicos da imagiologia pré-cirúrgica de implantes [7]

Estas unidades de tomografia computorizada são máquinas tomográficas classificadas em máquinas de 4, 8, 12, 16, 32 e 64 cortes. O número de cortes corresponde ao número de vezes que o feixe de raios X gira em torno da cabeça do doente para obter os dados da TAC. Os números de TC, ou unidades Hounsfi eld, são depois reconstruídos matematicamente e formatados em imagens. No entanto, uma vez que estas imagens consistem numa série de imagens incrementais agrupadas, os cortes espirais de TC produzem imagens reconstruídas "médias" com base em múltiplos raios X que atravessam a área de digitalização. Com esta reconstrução de imagens, existe um pequeno intervalo entre cada corte, o que contribui para um erro inerente aos scanners médicos. Na década de 1980, a reconstrução transversal das imagens de TC melhorou drasticamente o diagnóstico e o planeamento do tratamento em implantologia oral. Estas imagens reformatadas permitiram a avaliação tridimensional das estruturas vitais e da anatomia oral relacionada. No entanto, apesar de estes avanços terem melhorado as capacidades de diagnóstico, existiam deficiências inerentes aos scanners médicos utilizados para fins dentários. Uma vez que os scanners médicos não foram desenvolvidos para a reformatação dentária, existiam erros inerentes, tais como distorção, ampliação e problemas de posicionamento que conduziam a imprecisões quando reformatados.66 Além disso, não existiam informações protéticas que pudessem ser recolhidas para prever o resultado protético final.

Foi postulado que a exposição à radiação para um exame envolvendo a maxila e a mandíbula é equivalente a aproximadamente 20 radiografias panorâmicas. A disponibilidade, embora tenha melhorado drasticamente ao longo dos anos, continua a ser uma preocupação para os consultórios em zonas rurais.[13]

Tomografia volumétrica de feixe cónico Para ultrapassar algumas das desvantagens dos scanners de TC médicos convencionais, foi recentemente desenvolvido um novo tipo de TC específico para aplicações dentárias. Este tipo de tomografia avançada é designado por tomografia volumétrica de feixe cónico (CBVT). Uma vez que a TC convencional está associada a uma dose de radiação muito elevada, esta técnica de imagiologia médica foi sempre alvo de críticas significativas quando utilizada para o planeamento do tratamento com implantes. No entanto, com o advento da tecnologia de feixe cónico, as limitações da tomografia computorizada médica foram ultrapassadas. Recentemente, com a aprovação da tecnologia de feixe cónico pela U.S. Food and Drug Administration, existem opções para fornecer imagens de diagnóstico mais precisas com uma fração da exposição à radiação, tendo sido cumprido o princípio ALARA. Os scanners são fabricados para instalação e utilização "no consultório", o que permite ao médico e ao doente a comodidade de dispor de capacidades de digitalização no local.

O primeiro scanner CBVT aprovado para utilização em medicina dentária foi o NewTom QR-DVT 9000 e, mais recentemente, foi substituído pelo NewTom 3G . Outras marcas também se tornaram prontamente disponíveis. O tubo de raios X destes scanners roda 360 graus e capta imagens da maxila e da mandíbula em 36 segundos, dos quais apenas 5,6 segundos são necessários para a exposição. O posicionamento dos doentes é semelhante ao dos exames médicos, em que o doente se deita numa maca com a cabeça posicionada numa gantry aberta. Uma película de reconhecimento permite o posicionamento correto e calibra a dosagem de radiação. As imagens registadas são colocadas num chip de dispositivo de carga acoplada com uma matriz de 752 µ 582 pixels e são depois convertidas em cortes axiais, sagitais e coronais, permitindo a reformatação para visualizar imagens radiográficas tradicionais, bem como imagens tridimensionais de tecidos moles ou ósseos. Doses de radiação da tecnologia médica versus tecnologia de feixe cónico. A dose média de radiação absorvida de um scanner CBVT (NewTom 3G) é de aproximadamente 12,0 mSv (micro sieverts). Esta dose é equivalente a cinco radiografias dentárias de velocidade D ou 25% da radiação de uma radiografia panorâmica típica. Além disso, os scanners médicos adquirem imagens que utilizam doses de radiação de 40 a 60 vezes superiores às doses do CBVT.

Aquisição de imagens de scanners médicos versus scanners de feixe cónico. As tomografias médicas produzem imagens de planos transaxiais através da utilização de detectores de estado sólido e de uma fonte de raios X que roda em torno do paciente. Quando comparada com uma radiografia dentária convencional, que é uma imagem bidimensional de muitos planos sobrepostos uns aos outros, a imagem de TC tem um maior contraste com uma redução na resolução espacial. Estas imagens de TC são reconstruídas matematicamente a partir destas imagens incrementais que produzem imagens reconstruídas em média. No entanto, entre cada corte paralelo existe um pequeno "intervalo" que contribui para um erro incorporado nos scanners médicos. Estes intervalos são ajustados nos algoritmos do software, o que pode resultar em erros de 1,0 a 1,5 mm. A utilização do CBVT evita os erros dos scanners médicos ao acumular dados de uma rotação de 360 graus em torno da cabeça do doente. Os algoritmos dos scanners de CBVT são muito previsíveis porque não têm "lacunas", eliminando assim a distorção e a ampliação. As margens de erro do CBVT são inferiores a 0,1 mm. Numerosos estudos demonstraram que a tecnologia de feixe cónico é mais precisa do que a TC médica convencional.75 As vantagens das imagens de TC são numerosas, sendo a ampliação de quase 0%, sem sobreposição ou sobreposição de imagens e com distorção mínima. A densidade do osso também pode ser avaliada com todas as imagens a serem apresentadas como. Unidades Hounsfield. Ao comparar a TC com outros tipos de modalidades radiográficas, a TC demonstrou ser superior na identificação de estruturas vitais e no cálculo de medidas de distância[7]

A cirurgia eletrónica e as TIC permitem o desenvolvimento de um plano de tratamento tridimensional que está integrado na anatomia do doente e pode ser visualizado antes da cirurgia pelos membros da equipa de implantes e pelo doente para aprovação ou modificação. O ICT permite a determinação da qualidade do osso adjacente aos locais de implantes potenciais. Com o número e o tamanho dos implantes determinados com precisão, juntamente com a densidade do osso nos locais de implante propostos, o dentista pode determinar as caraterísticas dos implantes com precisão antes da cirurgia. O primeiro passo no processo ICT são as impressões para os moldes de estudo. Com a utilização destes moldes, é efectuado um enceramento de diagnóstico de acordo com a posição ideal dos dentes em falta, com ênfase na prótese final. A partir do enceramento de diagnóstico, é fabricado um modelo radiopaco que o paciente irá usar durante o exame. Este modelo de diagnóstico permitirá a transferência do posicionamento ideal dos dentes que será transferido para o exame radiográfico.[79,80] No caso da radiografia convencional e da TAC, o posicionamento dos dentes é integrado num modelo de digitalização através de um material radiopaco. Isso pode ser feito por meio de um gabarito de acrílico revestido com sulfato de bário, marcadores de guta percha ou dentes de prótese radiopacos. 81,82 Estes modelos radiopacos podem então ser modificados para serem utilizados como modelos cirúrgicos. A ICT é a técnica de imagiologia mais precisa para imagiologia e cirurgia de implantes, mas tem algumas limitações. A ES permite a colocação de implantes electrónicos no estudo imagiológico, mas o refinamento e a orientação relativa exacta das posições dos implantes são difíceis e complicados. Por exemplo, três implantes consecutivos podem exigir um paralelismo e um espaçamento interproximal de 2,7 mm. O dentista pode ter dificuldade em conseguir o espaçamento e a orientação relativos exactos com ES e ICT. O paralelismo é difícil de apreciar na TIC utilizando imagens ortogonais em vez de tridimensionais.

Neste caso, a orientação do implante deve ser diferida de acordo com a orientação desenvolvida no modelo de diagnóstico e não a partir das imagens. Após a elaboração do plano de tratamento, o software é utilizado para o posicionamento ideal do implante. Estas guias de brocas de osteotomia cirúrgica, de diâmetros sucessivos, podem ser de origem óssea, dentária ou mucosa.

Os SurgiGuides têm tubos cilíndricos metálicos que correspondem ao número de preparações de osteotomia pretendidas e a diâmetros de broca específicos. O diâmetro do tubo de perfuração é normalmente 0,2 mm maior do que a broca correspondente, tornando assim o desvio do ângulo altamente improvável. Dados clínicos e estudos demonstraram que estes guias cirúrgicos estereolitográficos assistidos por computador demonstraram que a colocação de implantes é melhorada e que estes guias permitem a tradução precisa de um plano de tratamento pré-determinado diretamente para o campo cirúrgico. [13]

Modelos de orientação cirúrgica e sistemas de navegação baseados em TC A tecnologia avançada introduziu sistemas de orientação para facilitar os procedimentos de colocação de implantes dentários durante a cirurgia. Estes sistemas permitem a transferência do plano pré-cirúrgico para o paciente, indicando assim quando existe um desvio dos parâmetros de perfuração pré-determinados. Por conseguinte, a profundidade e a trajetória da sequência de perfuração são efectuadas na localização exacta da posição pré-planeada. Numerosos estudos clínicos e relatos de casos comprovaram a utilização da imagiologia dentária baseada em TC com modelos de orientação cirúrgica. Os autores destes estudos demonstraram uma maior exatidão e precisão do procedimento cirúrgico que facilita a cirurgia em locais anatómicos.

<u>Imagem por Ressonância Magnética</u>

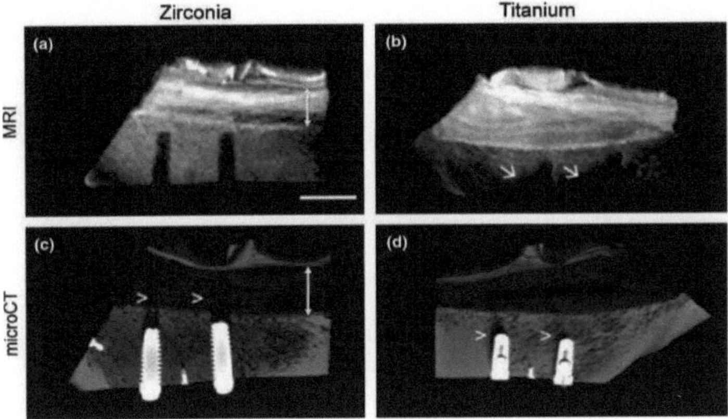

A ressonância magnética é uma técnica de imagem por TC que produz imagens de fatias finas de tecido com excelente resolução espacial. Esta modalidade de imagem, desenvolvida por Lauterbur em 1972, utiliza uma combinação de campos magnéticos que geram imagens dos tecidos do corpo sem a utilização de radiação ionizante.88 A RM permite total flexibilidade no posicionamento e angulação das secções de imagem e pode reproduzir múltiplas fatias em simultâneo. As imagens de RM digital são caracterizadas por voxels com uma resolução no plano medida em pixéis (512 µ 512) e milímetros e uma espessura de secção medida em milímetros (2 a 3 mm) para aquisições de imagens de alta resolução. As sequências de imagens utilizadas para obter imagens de ressonância magnética podem ser variadas para obter imagens de gordura, água ou imagens equilibradas da anatomia do doente. As imagens criadas pela ressonância magnética resultam dos sinais gerados pelos protões de hidrogénio na água ou na gordura, de modo que o osso cortical aparece negro (radiolucente) ou sem sinal. O osso esponjoso gerará um

sinal e aparecerá branco porque contém medula gorda. As restaurações metálicas não produzem dispersão e, por isso, aparecem como imagens pretas. Por conseguinte, a RM demonstrou ser menos propensa a artefactos de restaurações dentárias, próteses e implantes dentários do que os exames de TC.
Tal como a TC, a RM é uma técnica quantitativamente precisa com secções tomográficas exactas e sem distorção. Vários autores sugeriram a utilização da RMN para a avaliação de implantes dentários e o planeamento do tratamento.

Além disso, as estruturas vitais são facilmente visualizadas, como o canal alveolar inferior e o seio maxilar. Nos casos em que o canal alveolar inferior não pode ser diferenciado pela tomografia convencional ou computorizada, a RM seria uma alternativa viável, uma vez que o osso trabecular é facilmente diferenciado do canal alveolar inferior. Em casos de comprometimento do nervo ou de infeção (osteomielite), a RM pode ser utilizada devido às vantagens adicionais, incluindo a diferenciação dos tecidos moles em relação à TC. Estudos demonstraram que a precisão geométrica do nervo mandibular com a RM é comparável à da TC e é um método de imagiologia preciso para o planeamento do tratamento com implantes dentários. A RM pode ser utilizada na imagiologia de implantes como uma técnica de imagiologia secundária quando as técnicas de imagiologia primárias, como a tomografia complexa, a TC ou a ICT, falham. A tomografia complexa não consegue diferenciar o canal alveolar inferior em 60% dos casos de implantes e a TC não consegue diferenciar o canal alveolar inferior em cerca de 2% dos casos de implantes. A falha na diferenciação do canal alveolar inferior pode ser causada por osso trabecular osteoporótico e canal alveolar inferior pouco corticado. A RM visualiza a gordura no osso trabecular e diferencia o canal alveolar inferior e o feixe neurovascular do osso trabecular adjacente. Os protocolos de RM de duplo escudo90 com imagens de volume e de secção transversal orientada da mandíbula produzem imagens contíguas quantitativas ortogonais dos locais de implante propostos. A RM orientada da mandíbula posterior é dimensionalmente quantitativa e permite a diferenciação espacial entre estruturas críticas e o local de implante proposto. No entanto, existem inúmeras desvantagens na utilização da RM para a implantologia dentária. A RM não é útil para caraterizar a mineralização óssea ou como uma técnica de alto rendimento para identificar doenças ósseas ou dentárias. Não existem programas de reformatação disponíveis no mercado para utilizar como ponto de referência.[13]

Imagiologia radiográfica das estruturas vitais

Forame Mental e Canal Mandibular Ao avaliar a mandíbula posterior para implantes, a posição do canal mandibular e do forame mental deve ser identificada para evitar traumas no nervo alveolar inferior. Na implantologia dentária, as radiografias bidimensionais, tais como as imagens periapicais e panorâmicas, continuam a ser utilizadas por rotina como a única forma de determinar as medidas ósseas relativamente a estas estruturas vitais. No entanto, estas vistas imagiológicas têm inúmeras desvantagens, sendo a falta de identificação vestibulolingual a mais significativa. Ao avaliar as distâncias em torno destas estruturas anatómicas com radiografias bidimensionais, o posicionamento tem um impacto significativo nas imagens intra-orais das estruturas vitais. 95 Devido à curvatura da mandíbula, deve-se ter muito cuidado com a angulação do feixe de raios X para a radiografia intrabucal.

O feixe de raios X deve ser perpendicular à tangente da área em questão entre o forame e o dente mais anterior. Se a imagem for tirada de uma orientação mesio-oblíqua, as medidas serão encurtadas e se a orientação for oblíqua distal, as medidas parecerão alongadas. Ao avaliar a posição correta do forame mental utilizando radiografias bidimensionais, deve ter-se o cuidado de avaliar a posição do forame real. Estudos demonstraram que, em algumas radiografias bidimensionais, há falta de identificação devido a uma densidade radiográfica muito grande.

Este estudo afirma que os forames mentais são facilmente vistos em radiografias claras; no entanto, à medida que a densidade aumenta acima de 2,8, a área do forame torna-se menos aparente. Outros estudos mostram a falta de identificação devido à falta de osso cortical ao redor do canal mandibular. Ao avaliar o forame mental em radiografias periapicais, estudos demonstraram que em 50% das radiografias periapicais, o forame mental não é visível. Muitos estudos, incluindo avaliações do crânio seco, concluem que o forame mental está ausente em aproximadamente 12% das radiografias panorâmicas. Em resumo, a localização do forame mental nas radiografias periapicais e panorâmicas é imprecisa. Foi demonstrado que, embora o forame mental possa ser visto em Panorex de forma mais consistente do que em radiografias periapicais, a posição radiográfica dessa estrutura depende do posicionamento mandibular na unidade panorâmica.

Além disso, o ponto de referência radiográfico representado nestas radiografias panorâmicas como o forame mental não é o verdadeiro forame, mas representa uma porção do canal mental à medida que sai do canal mandibular. Nas mandíbulas edêntulas, o risco de erro aumenta consideravelmente quando há uma maior reabsorção da crista alveolar. Vários estudos demonstraram que o meio mais exato de identificação é a tomografia convencional e computorizada. O meio mais exato de visualizar o canal mandibular e o forame mental é a radiografia tridimensional. Estas imagens podem ser alteradas em termos de contraste, brilho e escala de cinzentos para ajudar a representar estas estruturas.[13] Por conseguinte, a TC demonstrou ser a mais precisa e é altamente recomendada quando é necessária uma localização e medidas exactas do canal alveolar inferior e do forame mental. Quando o canal alveolar inferior ou o forame mental não são vistos numa radiografia, normalmente a causa é a sobreposição de estruturas no lado contralateral ou a falta de osso cortical à volta do canal. Estudos demonstraram que, nos casos em que o canal ou o forame não podem ser vistos, inclinar a cabeça do doente cerca de 5 graus para baixo em relação ao plano horizontal de Frankfort permite que estas estruturas anatómicas sejam vistas em 91% das radiografias.

Concavidades linguais mandibulares Quando se confia em radiografias bidimensionais para a avaliação da quantidade de osso para a colocação de implantes, podem ocorrer complicações significativas devido a uma sobrestimação do osso. Quando está presente uma atrofia avançada na mandíbula posterior, podem estar presentes concavidades linguais. Mesmo que exista osso adequado nas radiografias bidimensionais, este facto pode induzir em erro. Quando é necessária uma avaliação da mandíbula posterior, recomenda-se a realização de uma tomografia transversal.[13]

Ramo mandibular (local doador para enxerto autógeno) A área do ramo mandibular tornou-se um local doador muito popular para enxerto ósseo autógeno onlay. Esta área do maxilar mandibular é extremamente variável no que respeita à quantidade de osso presente. As radiografias padrão para pré-avaliação incluem imagens panorâmicas nas quais a localização do oblíquo externo e do canal mandibular deve ser anotada. Contudo, a avaliação bidimensional desta área pode ser muito difícil de utilizar para uma avaliação adequada da quantidade de osso hospedeiro presente. Uma representação mais precisa é a utilização de tomografia, de preferência tomografia computorizada. Podem ser efectuadas medições precisas juntamente com a utilização de modelos ósseos tridimensionais que representem a anatomia exacta presente.[13]

Sínfise mandibular A área da sínfise mandibular é uma área anatómica muito crítica para a implantologia oral. Esta região não só é uma posição comum para implantes em pacientes edêntulos mandibulares, como também é utilizada como local doador para enxertos autógenos. Quando são utilizadas imagens bidimensionais, podem ocorrer erros inerentes devido às concavidades linguais. Não é raro sobrestimar a altura do osso disponível na região anterior em radiografias panorâmicas. Por este motivo, recomenda-se uma técnica de imagiologia que represente a verdadeira quantidade de osso bucolingual. Podem ser utilizadas radiografias, incluindo cefalométrica lateral e TAC convencional Seio maxilar Atualmente, nenhuma modalidade radiográfica fornece mais informações sobre os seios paranasais do que a TAC, que é o padrão de ouro para visualizar as estruturas ósseas e avaliar a patologia nos seios. Este tipo de radiografia fornece informações muito mais detalhadas relativamente à prevalência e posição dos septos, à anatomia do seio maxilar e à deteção de patologia sinusal em comparação com as imagens de película simples.[13]

Planeamento do tratamento pré-cirúrgico recomendado

No passado, a radiologia panorâmica era o padrão de ouro para o planeamento do tratamento com implantes dentários. Juntamente com as radiografias periapicais, estas técnicas de imagiologia têm muitas deficiências que já foram discutidas anteriormente. A desvantagem mais significativa destas radiografias é o facto de serem bidimensionais. Para casos mais complexos ou quando é necessária uma representação e localização exactas das estruturas vitais, a TC deve ser integrada no processo de imagiologia pré-tratamento. Com a tecnologia de TC e o software interativo, o planeamento do tratamento tornou-se uma modalidade muito precisa para a cirurgia de implantes dentários. Uma vez que a colocação óptima dos implantes dentários pode ser um desafio, foi desenvolvido software interativo especial, juntamente com modelos gerados por computador, para ajudar o cirurgião de implantes a posicioná-los com precisão.

Imagiologia intra-operatória

A utilização de imagens cirúrgicas alterou drasticamente a forma como a implantologia cirúrgica é efectuada. No passado, a desvantagem da radiografia periapical no perioperatório era a ineficiência em termos de tempo. Para verificar o posicionamento e a localização de um local de osteotomia ou para a identificação de uma estrutura vital, o processamento de um filme de radiografia padrão pode demorar até 6 minutos. Por este motivo, os médicos raramente verificam o posicionamento das estruturas anatómicas durante a cirurgia. Com a nova tecnologia de radiografia digital, é possível obter imagens instantâneas, permitindo a realização de várias imagens numa fração do tempo. As vantagens adicionais da imagiologia intra-operatória digital incluem a manipulação de imagens, calibração, medições e posicionamento exactos e manutenção do protocolo assético. Radiografia pós-cirúrgica imediata Deve ser efectuada uma radiografia simples (periapical ou panorâmica) após a cirurgia para que possa ser utilizada uma imagem de base para avaliação em relação a futuras radiografias.

Imagiologia do pilar e do componente protético Ao avaliar as impressões de transferência juntamente com a colocação do componente do pilar de duas peças, devem ser tiradas radiografias para verificar a adaptação segura. Devem ser utilizadas radiografias intra-orais, devido à sua elevada resolução geométrica, para avaliar qualquer discrepância de encaixe. No entanto, é necessário ter cuidado para que o feixe de raios X seja direcionado num ângulo reto em relação ao eixo longitudinal do implante. Mesmo uma ligeira angulação pode permitir que uma pequena lacuna passe despercebida. Quando o posicionamento é difícil para as radiografias periapicais, podem ser utilizadas radiografias bitewing ou panorâmicas

Imagiologia pós-protésica Não existem provas científicas conclusivas de que a radiação ionizante de baixo nível tenha um efeito prejudicial no metabolismo e na cicatrização óssea. No entanto, as radiografias não devem ser efectuadas de forma indiscriminada. Só quando houver necessidade de informações adicionais ou se for identificado um problema é que devem ser utilizadas imagens adicionais. Ao investigar complicações após a colocação de implantes, uma radiografia panorâmica é a técnica de imagiologia ideal para implantes múltiplos. Se forem necessários implantes únicos ou informações mais pormenorizadas sobre um implante visualizado numa Panorex, as radiografias periapicais são a imagem de eleição. É necessário efetuar uma radiografia pós-protésica para servir de base para uma futura avaliação da verificação do ajuste do componente e também para a avaliação do nível ósseo marginal. Deve ter-se o cuidado de assegurar que é efectuado um ajuste adequado de todos os componentes. Além disso, o nível ósseo marginal deve ser determinado para avaliação futura.

Imagiologia de rechamada e manutenção Para a avaliação do sucesso do implante, a imobilidade e a evidência radiográfica de osso adjacente ao corpo do implante são os dois auxiliares de diagnóstico mais exactos na avaliação do sucesso. Devem ser efectuadas radiografias de acompanhamento ou de recordação após 1 ano de carga funcional e anualmente durante os primeiros 3 anos. Vários estudos demonstraram que, no primeiro ano, se regista uma perda óssea marginal e uma maior taxa de insucesso.

Avaliação das alterações do osso alveolar Radiograficamente, a falta ou perda de integração é normalmente indicada como uma linha radiolúcida à volta do implante. No entanto, podem ser efectuados diagnósticos falso-negativos quando o tecido mole que rodeia um implante não é suficientemente largo para ultrapassar a resolução da modalidade radiográfica utilizada. Além disso, podem ser efectuados diagnósticos falso-positivos quando um "efeito de banda de Mach" resulta de uma área de menor densidade radiográfica adjacente a uma área de alta densidade (implante), o que resulta numa área mais radiolúcida do que a que está realmente presente. No entanto, estudos demonstraram que a possibilidade do efeito de banda de Mach é significativamente reduzida com o processamento digital de imagens. Além disso, a radiografia digital demonstrou ter a vantagem sobre a radiografia convencional no que diz respeito ao "realce dos bordos", que é a capacidade de detetar o espaço entre o implante e o osso circundante Devido à variabilidade dos problemas controlados pelo operador, deve ser utilizado um protocolo de garantia de qualidade rigoroso para manter a qualidade de imagem ideal ao longo do tempo. O posicionamento correto, juntamente com a documentação das definições de kVp e mA, deve ser documentado para referência futura.

Radiografias periapicais Nos exames radiográficos de rechamada, o nível ósseo marginal é comparado com os filmes pós-protéticos imediatos. Por conseguinte, as radiografias semelhantes em termos de geometria, densidade e contraste são fundamentais. Para garantir a exatidão, são essenciais radiografias periapicais padronizadas. No entanto, a reprodução do posicionamento é muito difícil. Foram documentados vários dispositivos de suporte de película que se fixam ao implante, pilar ou prótese para padronizar a geometria da imagem. Quando se obtêm projecções adequadas, as roscas do implante em ambos os lados do implante são claramente vistas. Se as roscas não forem claramente vistas nas radiografias, é necessário efetuar uma modificação do ângulo do feixe.

Se estiverem presentes roscas difusas no lado direito do implante, então o ângulo do feixe foi posicionado demasiado na direção superior. Se as roscas forem difusas no lado esquerdo, então o ângulo do feixe foi posicionado numa angulação inferior. Com radiografias digitais melhoradas, foram postuladas várias técnicas para medir os níveis ósseos à volta dos implantes As medições assistidas por computador, as réguas, os paquímetros e a avaliação das roscas supraósseas demonstraram ter resultados altamente reprodutíveis.

Radiografias Bitewing Nos casos em que a fonte de raios X não pode ser posicionada perpendicularmente ao implante devido à anatomia oral ou à prótese existente, podem ser efectuadas radiografias bitewings horizontais ou verticais para avaliar a área da crista óssea. Com esta projeção, o feixe central é perpendicular ao implante e ao alvéolo e a distância objeto-filme é relativamente pequena, estando presentes distorções muito pequenas. A única limitação das radiografias bitewing é que a porção apical não pode ser vista. [13]

Radiografia de subtração As radiografias convencionais são de valor limitado se ocorrerem alterações mínimas do osso alveolar; por isso, foram desenvolvidas técnicas para padronizar a geometria de projeção das radiografias para avaliação. Esta técnica, denominada radiografia de subtração digital, permite que duas radiografias tiradas em alturas diferentes sejam sobrepostas uma à outra, resultando numa imagem que exibe as diferenças no nível ósseo.

Uma radiografia de subtração requer a utilização do mesmo posicionamento e técnica de imagiologia entre as duas radiografias no que diz respeito à fonte de raios X, posição do paciente e da película, exposição e variáveis de processamento. Após a subtração das imagens, será deixada uma imagem de subtração que representa as alterações ósseas entre as radiografias. Esta técnica demonstrou ser mais precisa no acesso à mineralização óssea e às alterações de volume em comparação com a visualização de radiografias simples originais. Com o advento dos sistemas de radiografia digital no consultório, um software especializado permite a realização de radiografias digitais com bastante facilidade.

Radiografias panorâmicas As radiografias panorâmicas não são normalmente utilizadas de forma rotineira para a avaliação dos níveis ósseos e para exames de revisão. Uma vez que as radiografias panorâmicas utilizam ecrãs de intensificação, a resolução não é tão boa como nas radiografias intra-orais. No entanto, quando é necessário avaliar o posicionamento da película ou vários implantes, a radiografia panorâmica é a técnica de imagiologia de eleição.

Tomografia computorizada As radiografias bidimensionais (periapicais, panorâmicas) têm limitações na medida em que não fornecem informações vestibulares sobre o estado atual do osso alveolar. A TC permite obter informações tridimensionais sobre o estado ósseo em redor de um implante. A resolução e a dispersão sempre foram um problema na avaliação de implantes; no entanto, com o advento da tecnologia de feixe cónico, este aspeto melhorou bastante. A TC pode ser de grande utilidade na avaliação do prognóstico do enxerto de aumento do seio maxilar. Com a vantagem da avaliação da densidade óssea utilizando unidades Hounsfield, podem ser determinadas informações importantes sobre a maturação óssea. Além disso, esta modalidade radiográfica é a imagem de eleição para a avaliação da infeção sinusal ou das complicações da sinusite pós-cirúrgica.

<u>Perspetiva da imagiologia de implantes</u>

O objetivo da imagiologia de implantes é ajudar a equipa de implantes a restaurar a oclusão e a função do doente, fornecendo informações de diagnóstico precisas e fiáveis sobre a anatomia do doente nos locais de implante propostos. A TC e a ICT cumprem mais objectivos da imagiologia pré-protética do que a radiografia periapical, a radiografia cefalométrica, a radiografia panorâmica e a tomografia. A TC e a TIC determinam a quantidade absoluta de osso, a qualidade do osso e a relação com as estruturas críticas a um nível de precisão consideravelmente superior ao da tomografia, da radiologia periapical ou da radiologia panorâmica. Por exemplo, a determinação da quantidade óssea com uma precisão de ±1 mm ocorre em cerca de 95% dos casos que utilizam a TC e apenas 30% dos casos que utilizam a radiologia panorâmica. Além disso, para casos mandibulares, o canal alveolar inferior não pode ser identificado em mais de 30% dos casos que utilizam técnicas periapicais, panorâmicas ou tomográficas, enquanto a TC pode identificar o canal alveolar inferior em quase 100% dos casos. Com a utilização de ICT e ES, a equipa de implantes pode determinar a qualidade do osso diretamente nos locais de implante previstos e desenvolver um plano de tratamento tridimensional eletrónico que pode ser convertido num guia cirúrgico estereotáxico para ajudar na execução do plano de tratamento na cirurgia. Para a imagiologia cirúrgica, a radiografia periapical ou periapical digital deve ser considerada a modalidade de eleição. Embora a radiografia periapical digital ofereça muitas alternativas convenientes à película periapical, nenhuma das modalidades parece ter uma vantagem de diagnóstico significativa. No entanto, a SR digital temporal oferece uma vantagem de diagnóstico considerável em relação à radiografia periapical para determinar alterações no volume ósseo ou na mineralização para imagiologia pós-implante protético.[13,81,82]

Quando os pacientes perderam vários dentes, uma prótese implanto-suportada pode ser a restauração de eleição. O facto de esta restauração ser removível pelo paciente ou fixa depende de uma série de factores. Por exemplo, os pacientes efectuam frequentemente o tratamento com implantes numa tentativa de aliviar a necessidade de usar uma prótese removível convencional. Podem querer evitar a preparação dos seus dentes naturais para suportar coroas e pontes convencionais e, compreensivelmente, podem solicitar um aparelho que seja fixo, que pareça natural e que restabeleça mais completamente a função oral e a autoestima. Isto torna-se um fator importante na determinação do tipo de restauração. As vantagens das próteses fixas incluem uma maior eficiência mastigatória, maior confiança na função e uma menor incidência de alimentos presos sob o aparelho. Para além disso, as próteses fixas são geralmente mais confortáveis e menos volumosas. Também está bem documentado que o compromisso de manutenção é menor para a opção fixa do que para as sobredentaduras removíveis implanto-retidas.

No entanto, a utilização da prótese fixa não é isenta de complicações. Geralmente, são necessários mais implantes para suportar uma prótese fixa do que para a opção removível, o que torna a cirurgia mais demorada e dispendiosa e exige um planeamento cuidadoso e um trabalho de equipa e cooperação interdisciplinar. Do ponto de vista da restauração, estes casos podem ser complexos e os erros podem ser dispendiosos - tanto em termos de fracasso do implante como em termos de despesas de reconstrução. Por conseguinte, devem ser tidos em conta determinados factores, como o desenho, a densidade óssea da oclusão, etc., ao planear a utilização de implantes como modalidade de tratamento.

CONCLUSÃO

Os implantes tornaram-se o tratamento de eleição em muitas, se não na maioria, das situações em que a falta de dentes requer substituição. Os estudos da interação entre as restaurações implanto-suportadas e o ambiente oral circundante parecem, por acaso, apoiar a conclusão de que a resposta do hospedeiro humano aos implantes orais é favorável. O planeamento do tratamento de uma restauração com implantes é único no que diz respeito ao número de variáveis que podem influenciar a terapia. De primordial importância é o reconhecimento do facto de que um plano de tratamento definitivo deve ser desenvolvido sequencialmente para assegurar o melhor serviço possível. Com um diagnóstico adequado e um planeamento de tratamento consciencioso, a utilização de implantes orais endósseos tem um bom prognóstico.

REFERÊNCIAS

1. Branemark PI, Hansson BO, Adell R, et al. Implantes osseointegrados no tratamento do maxilar edêntulo. Experiência de um período de 10 anos. Scand J Plast Reconst Surg. 1977:11:16

2. Carl E. Misch, Francine Dietsh-Misch, John Hoar, George Beck, Ray Hazen, Craig M. Misch, Um sistema de implante à base de qualidade óssea: primeiro ano de carga protética. J Oral Implantol.1999:9:185-197 .

3. Graver D, Belser U. Colocação de implantes orientada para a restauração com desenvolvimento do local gerado pela restauração. Compend Contin Educ Dent.1995:16:796.

4. Tanaka M, Sawaki Y, Niimi A, Kaneda T. Efeitos da perfuração óssea na osseointegração de implantes dentários aparafusados. Int J Oral Maxillofac Implants.1994:9:541- 7.

5. Kennedy BD, Collins TA Jr, Kline PC. Guia simplificado para a colocação precisa de implantes: uma nota técnica. Int J Oral Maxillofac Implants.1998:13:684-8.

6. Jensen OT. The sinus bone graft. Chicago: Quintessence Publishing Co;1999:49-50.

7. Eric Whaites Nicholas Drage Essentials of Dental Radiography and Radiology SEXTA EDIÇÃO Elsevier.

8. Curtis M. Becker, e David A. Kaiser.Guia cirúrgico para a colocação de implantes dentários. REVISTA DE ODONTOLOGIA PROTÉTICA VOLUME 83 NÚMERO.2000:2: 248-267

9. Bulent Uludag, Gozde Celik. FABRICO DE RESTAURAÇÕES DE IMPLANTES MULTIUNIT RETIDAS POR CIMENTO E PARAFUSO. J Oral Implantol

10. Rola Shadid, Nasrin Sadaqa. AComparação entre próteses de implante retidas por parafuso e cimento. Revisão da literatura.J Oral Implantol

11. Adell R et al: Um estudo de 15 anos de implantes osseointegrados no tratamento do maxilar edêntulo, Int J Oral Surg.1981:10:387-416

12. Misch CE: Proteger a prótese, Int J Oral Implant.1991:8(2,3):9.

13. Misch CE. Implantologia Contemporânea. 2ª ed. St Louis, Mo: Mosby.1998:549- 573.

14. Jemt T, Linden B, Lekholm U: Falhas e complicações em 127 próteses parciais fixas colocadas consecutivamente suportadas por implantes Branemark: desde o tratamento da prótese até ao primeiro controlo anual, Int / Oral Maxillofac Implants.1992:7(l):40-44

15. Walton JN, Gardner FM, Agar JR: Um estudo sobre as fixações de coroas e próteses parciais fixas: tempo de serviço e razões para substituição, / Prosthet Dent.1986:56(4):416-421

16. O'Roark WL: Melhoria das taxas de sobrevivência dos implantes através da utilização de um novo método de análise de risco, Int I Oral Implant.1991:8:31-57

17. McKinney RV Jr, editor: Endosteal dental implants, St Louis, 1991, Mosby-Year Book.

18. Misch CE: Registo de implantes de graduados do Misch Implant Institute. Manual do Misch Institute for Implant Dentistry, Dearborn, Mich, 1991.

19. Shillinburg HT, Jacobi R, Brackett SE: Fundamentals of tooth preparation, Chicago, 1987, Quintessence, 19-23.

20. Waerhaug J: Histologic considerations which govern where the margins of restorations should be located in relation of the gingiva, Dent Clin North Am.1960:4:161-176

21. Jorgensen KD: A relação entre a retenção e os ângulos de convergência em coroas de facetas cimentadas, Ata Odontol Scand.1955:13:35-40

22. Ames WB et al: Técnicas para melhorar o assentamento de peças fundidas. Am Dent Assoc.1978:96:432

23. Lorey RE, Myers GE: As qualidades de retenção dos retentores de pontes, / Am Dent Assoc.1968:76:568-572

24. Kaufman EG, Coelho DH, Collin L: Factores que influenciam a retenção de peças fundidas em ouro cimentado, / Prosthet Dent.1961:11:487-502

25. Felton DA, Kanoy BE, White JT: O efeito da rugosidade da superfície das preparações de coroas na retenção de peças fundidas cimentadas, / Prosthet

Dent.1987:58:292-296

26. Gilboe DB, Teteruck WT: Fundamentos da preparação de dentes extracoronários, retenção e forma de resistência, / Prosthet Dent.1974:32(6):651

27. Assif D et al: Comparative accuracy of implant impression procedures, Int Periodontites Dent.1992:12:113-121

28. Hosada J, Fusayama T: Distorção de impressões irreversíveis à base de borracha de hidróxido de cálcio e mercaptano, / Prosthet Dent.1961:11:318-333

29. Stockhouse JA: A comparison of elastic impression materials, / Prosthet Dent.1975:39:305-313

30. Craig RG: Uma revisão das propriedades dos materiais de impressão de borracha, / Mich Dent Assoc.1977:59:254

31. Schaffer H, Dumfarht H, Gausch K: Alterações da distância dos cotos na direção sagital em função do material do coto, / Prosthet Dent.1989:61:684-687

32. Gordon GE, Johnson GJ, Drenron DG: O efeito da seleção da moldeira na precisão dos materiais de impressão elastoméricos, J Prosthet Dent.1990:63:12-15

33. Toreskog S, Phillips RW, Schnell RJ: Propriedades dos materiais de matriz - um estudo comparativo, / Prosthet Dent.1966:16:119-131

34. Schelb E et al: Compatibilidade de cálculos dentários do tipo IV com material de impressão de polivinilsiloxano, / Prosthet Dent.1987:58:19-22

35. JULIA-GABRIELA WITTNEBEN,TIM JODA,HANS-PETER WEBER. Prótese dentária fixa implanto-suportada aparafusada vs. cimentada Periodontologia.2000:73, 2017:141-151

36. AGGE Gourley JM: Estado atual das ligas semipreciosas em dentisteria de restauração, / Can Dent Assoc.1975:41:453-455

37. Branemark P-I, Zarb G, Albrektsson T: Osseointegrated fixtures for the completely edentulous, Chicago, 1985, Quintessence. 32. Boletim Informativo Nobelpharama 1991:4

38. Perel ML: Dental implantology and prostheses, Philadelphia, 1980, JB Lippincott.

39. Babbush CA, Kent JN, Misiek DJ: Implantes de parafuso suíço em spray de plasma de titânio (TPS) para a reconstrução da mandíbula edêntula, J Oral Maxillofac Surg.1986:44:247-282

40. A wad MA, Lund JP, Dufresne E et al: Comparação da eficácia das sobredentaduras mandibulares implanto-retidas e das próteses convencionais em pacientes edêntulos de meia-idade: satisfação e avaliação funcional, Int J Prosthodont.2003:16:117-122

41. A wad MA, Lund JP, Shapiro SH et al: Oral health status and treatment satisfaction with mandibular implant overdentures and conventional dentures: a randomized clinical trial in a senior population, Int J Prosthodont.2003:16:390-396

42. T homason JM, Lund JP, Chehade A et al: Patient satisfaction with mandibular implant overdentures and conventional dentures 6 months after delivery, Int J Prosthodont.2003:16:467-473

43. N aert I, Alssaadi G, van Steenberghe D et al: A 10-year randomized clinical trial on the infl uence of splinted and unsplinted oral implants retaining mandibular overdentures: peri-implant outcome, Int J Oral Maxillofac Implants.2004:19:695-702

44. Naert I, Alsaadi G, Quirynen M: Prosthetic aspects and patient satisfaction with two implant-retained mandibular overdentures: a 10-year randomized clinical study, Int J Prosthodont.2004:17:401-410

45. M isch CE: Opções de tratamento para overdentures de implantes mandibulares: uma abordagem organizada. Em Misch CE, editor: Contemporary implant dentistry, St Louis, 1993, Mosby.

46. K line R, Hoar J, Beck GH et al: Uma investigação clínica prospetiva multicêntrica de um sistema de implantes dentários baseado na qualidade do osso, Implant Dent.2002:11:224-234

47. G oodacre CJ, Bernal G, Rungcharassaeng K et al: Complicações clínicas com implantes e próteses sobre implantes, J Prosthet Dent.2003:90:121-132

48. P ietrokowski J: The bony residual ridge in man, J Prosthet Dent 34:456-462, 1975.

3. T atum H: Reconstrução de implantes na maxila e no seio maxilar, Dent Clin North Am. 1986:30:207-229

49. M isch CE: Considerações sobre implantes na pré-maxila: cirurgia e prótese fixa. Em Misch CE, editor: Contemporary implant dentistry, St Louis, 1993, Mosby.

50. Misch CE: Planos de tratamento com implantes para maxilas parcial e totalmente edêntulas. Em Misch CE, editor: Dental implant prosthetics (Prótese de implante dentário), St Louis, 2005, Mosby.

51. S hillinburg HT, Hobo S, Howell D et al: Treatment planning for the replacement of missing teeth. Em Shillinburg HI, Hobo S, editores: Fundamentals of fixed prosthodontics, ed 3, Chicago,1997, Quintessence.

52. Misch CE, Bidez MW: Oclusão protegida por implantes: uma fundamentação biomecânica, Compend Contin Educ Dent.1994:15:1330-1343

53. Lim et al "Carga de fratura de coroas de titânio revestidas com ouro ou nitreto de titânio e coladas a porcelana de baixa fusão.J Prosthet Dent.2011:105(3):164-70

54. Watson CJ, Tinsley D, Sharma S. Complicações e fracassos dos implantes: A sobredentadura completa. Dent Update.2001:28:234-8, 240.

55. Slot W, Raghoebar GM, Vissink A, Huddleston Slater JJ, Meijer HJ. Uma revisão sistemática de overdentures maxilares suportadas por implantes após um período médio de observação de pelo menos 1 ano. J Clin Periodontol.2010:37:98-110.

56. Cehreli MC, Karasoy D, Kokat AM, Akça K, Eckert S. Uma revisão sistemática da perda óssea marginal em torno de implantes que retêm ou suportam sobredentaduras. Int J Oral Maxillofac Implants.2010:25:266-77

57. Glickman I: Inflamação e trauma de oclusão: factores co-destrutivos na doença periodontal crónica, / Periodontal.1963:34:5-10

58. Hillam DG: Stress in the periodontal ligament, / Periodont Res.1973:8:51-56

59. Bidez MW, Misch CE: Transferência de força em implantodontia: conceitos e princípios básicos, Oral Implant.1992:18:264-274

60. E Prashanti, K Sumanth, J Reddy. Componentes da oclusão protetora do

implante - uma revisão. O Int.J.Dent.Sci.2008:7:2.

61. Misch CE, Bidez MW. Considerações oclusais para próteses suportadas por implantes: Oclusão protetora do implante. Int Dental implant prosthetics. St. Louis: Elsevier/Mosby, 2005:472-507

62. Saba S. Estabilidade oclusal na prótese sobre implantes - factores clínicos a considerar antes da colocação de implantes. J Can Dent Assoc.2001:67(9):522-6

63. Taylor TD, Wiens J, Carr A. Considerações baseadas em evidências para a oclusão de próteses removíveis e implantes dentários: uma revisão da literatura. J Prosthet Dent. 2005:94(6):555-60.

64. Misch CE, Bidez MW. Oclusão protegida por implantes: uma fundamentação biomecânica. Compendium.1994:15(11):1330-1334

65. Perel ML. Hábitos parafuncionais, protectores noturnos e implantes de forma radicular. Implant Dent. 1994:3(4):261-3.

66. Branemark P-I, Zarb G, Albrektsson T: Tissue integrated prostheses, Chicago, 1985, Quintessence.

67. Adell R et al: Um estudo de 15 anos de implantes osseointegrados no tratamento da mandíbula edêntula, Int Oral Surg.1981:6:387-416

68. Schnitman PA et al: Implantes para edentulismo parcial,; Dent Educ.1988:52:725-736

69. Jaffin RA, Berman CL: A perda excessiva de fixações Branemark em osso tipo IV: uma análise de 5 anos, / Periodontal.1991:62(l):2-4.

70. C lark DE, Danforth RA, Barnes RW et al: Radiation absorbed from dental implant radiography: a comparison of linear tomography, CT scan, and panoramic and intraoral techniques, J Oral Implantol.1990:3:156-164

71. E ngelman MJ, Sorensen JA, Moy P: Colocação óptima de implantes osseointegrados, J Prosthet Dent.1988:59:467-473.

72. Sakakura CE, Morais J, Loffredo LCM et al: Um levantamento da prescrição radiográfica na avaliação de implantes dentários, Dentomax Radiol.2003:32:397-400

73. Tyndall DA., Brooks SL: Critérios de seleção para imagiologia do local do

implante dentário: um documento de posição da Academia Americana de Radiologia Oral Maxilofacial, Oral Surg Oral Med Oral Pathol Oral Radiol Endod.2000:89:630-637

74. Resnik R: Planos de implantes digitais, Dental Products Report.2005:42

75. Parks ET: Digital radiographic imaging: guidelines for implementation, Pract Proceed Aesthet Dent.2006:18:173-173

76. Van der Stelt PF: Imagens sem filme: as utilizações da radiografia digital na prática dentária, J Am Dent Assoc.2005:136: 1379-1387

77. Park ET, Williamson GF: Radiografia digital: uma visão geral, J Contemp Dent Pract. 2002:3:1-13

78. Gratt B: Radiografia panorâmica/radiologia oral: princípios e interpretação. Em Goaz P, White S, editores: Oral radiology, St Louis, 1987, Mosby.

79. Sanfors K, Welander U: Angle distortion in narrow beam rotation radiology (Distorção angular em radiologia de rotação de feixe estreito), Ata Radiologica Diagn.1974:15:570-576

80. Welander U, Tronje G, McDavid D: Teoria da radiografia panorâmica rotacional. Em Langland OE, editor: Panoramic radiology, ed 2, Philadelphia, 1989, Lea & Febiger.

81. Langland OE, editor: Panoramic radiology, ed 2, Philadelphia, 1989, Lea & Febiger.

82. Lund TM, Manson-Hing LR: Um estudo dos canais focais de três máquinas de raios X dentários panorâmicos. I. A área de nitidez, Oral Surg Oral Med Oral Pathol. 1975:39:318-328

83. Bolin A, Eliaasson S: Avaliação radiográfica de locais de implantes mandibulares: correlação entre determinações panorâmicas e tomográficas, Clin Oral Impl Res.1996:7:354-359

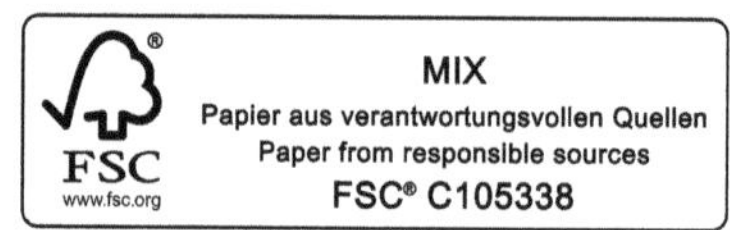

Printed by Books on Demand GmbH, Norderstedt / Germany